U0385784

中药现代化研究系列

柚皮苷非临床药代动力学研究

苏薇薇 杨翠平 刘孟华 邹 威 彭 维 **著**

 中山大学出版社
SUN YAT-SEN UNIVERSITY PRESS
·广州·

图书在版编目（CIP）数据

柚皮苷非临床药代动力学研究/苏薇薇，杨翠平，刘孟华，邹威，彭维著. —
广州：中山大学出版社，2020.10
（中药现代化研究系列）
ISBN 978 - 7 - 306 - 07016 - 6

Ⅰ. ①柚… Ⅱ. ①苏… ②杨… ③刘… ④邹… ⑤彭… Ⅲ. ①柑果苷—药物
代谢动力学—研究 Ⅳ. ①R282.71

中国版本图书馆 CIP 数据核字（2020）第 207736 号

出 版 人：王天琪
策划编辑：曾育林
责任编辑：曾育林
封面设计：刘　犇
责任校对：马霄行
责任技编：何雅涛
出版发行：中山大学出版社
电　　话：编辑部 020 - 84110779，84110283，84111997，84110771
　　　　　发行部 020 - 84111998，84111981，84111160
地　　址：广州市新港西路 135 号
邮　　编：510275　传　　真：020 - 84036565
网　　址：http://www.zsup.com.cn　E-mail：zdcbs@mail.sysu.edu.cn
印 刷 者：广州市友盛彩印有限公司
规　　格：787mm×1092mm　1/16　16.125 印张　420 千字
版次印次：2020 年 10 月第 1 版　2020 年 10 月第 1 次印刷
定　　价：68.00 元

内 容 提 要

本书呈现在大家面前的，是中山大学苏薇薇教授团队的原创性研究成果。本书以中药化橘红有效单体柚皮苷为研究载体，开展非临床药代动力学研究。全书分四章：第一章，柚皮苷的吸收研究；第二章，柚皮苷的组织分布研究；第三章，柚皮苷的代谢研究；第四章，柚皮苷的排泄研究。本研究为柚皮苷的开发利用提供了依据。

本研究获得国家"重大新药创制"科技重大专项（2011ZX09102 – 011 – 03）、广东省应用型科技研发专项（2015B020234004）的资助。

《柚皮苷非临床药代动力学研究》 著者

苏薇薇　杨翠平　刘孟华　邹　威　彭　维

目　　录

第一章　柚皮苷的吸收研究 ……………………………………………………… 1
　第一节　研究概述 ……………………………………………………………… 3
　第二节　柚皮苷在 SD 大鼠体内的吸收研究 ………………………………… 3
　第三节　柚皮苷在 Beagle 犬体内的吸收研究 …………………………………30
　第四节　总结 …………………………………………………………………… 63

第二章　柚皮苷的组织分布研究 ……………………………………………………65
　第一节　研究概述 ………………………………………………………………67
　第二节　SD 大鼠组织中柚皮苷、柚皮素测定方法的建立 ………………… 67
　第三节　组织样品测定 ……………………………………………………… 148
　第四节　总结 ………………………………………………………………… 154

第三章　柚皮苷的代谢研究 ……………………………………………………… 155
　第一节　研究概述 …………………………………………………………… 157
　第二节　柚皮苷在 SD 大鼠体内代谢产物研究 …………………………… 157
　第三节　柚皮苷在 Beagle 犬体内代谢产物研究 ………………………… 172
　第四节　柚皮苷、柚皮素在人肝微粒体中代谢产物研究 ………………… 184
　第五节　总结 ………………………………………………………………… 192

第四章　柚皮苷的排泄研究 ……………………………………………………… 195
　第一节　研究概述 …………………………………………………………… 197
　第二节　柚皮苷经 SD 大鼠尿、粪的排泄研究 …………………………… 197
　第三节　柚皮苷经 Beagle 犬尿、粪的排泄研究 ………………………… 227
　第四节　总结 ………………………………………………………………… 244

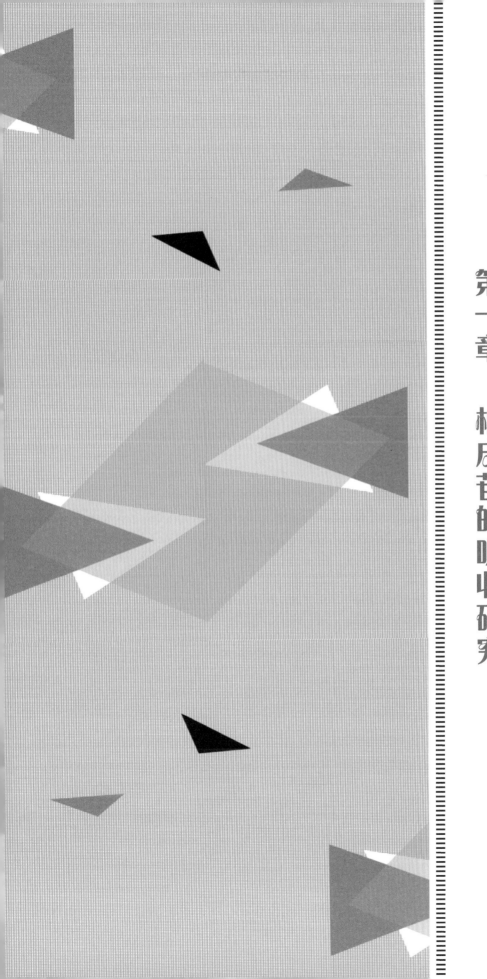

第一章 柚皮苷的吸收研究

第一节　研 究 概 述

非临床药代动力学研究是通过动物体内、外和人体外的研究方法，揭示药物在体内的动态变化规律，获得药物的基本药代动力学参数，阐明药物的吸收、分布、代谢和排泄的过程和特点，在新药的研发与评价中起着重要的作用[1]。

柚皮苷是从岭南道地药材化橘红中提取的有效单体。前期药理研究表明，柚皮苷具有显著的镇咳、祛痰作用[2-4]，且作用机制明确，开发前景广阔。根据《药品注册管理办法》对新药申报的相关要求，我们开展了柚皮苷的非临床药代动力学研究。

本章选择 SD 大鼠和 Beagle 犬 2 种受试动物，采用 HPLC – MS/MS 法，考察了给予受试动物不同剂量的柚皮苷后，柚皮苷及其主要代谢产物柚皮素在动物体内的吸收情况，以利于解释药效学和毒理学研究中的发现，并为新药的进一步开发和研究提供信息。

第二节　柚皮苷在 SD 大鼠体内的吸收研究

【实验材料】

（一）仪器

1200SL HPLC – 6410 QQQ 液相 – 质谱联用仪（美国 Agilent 公司）；Centrifuge 5415R 台式高速冷冻离心机（德国 Eppendorf 公司）；Vortex – Genie 2 涡旋振荡器（美国 Scientific Industries 公司）；BP211D 电子分析天平（德国 Sartorius 公司）；系列精密移液器（法国 Gilson 公司、德国 Eppendorf 公司）；电热恒温水浴锅（HWS24 型，上海一恒科技有限公司）。

（二）对照品

柚皮苷对照品（批号：110722 – 200309、110722 – 200610，购于中国药品生物

制品检定所，供含量测定用）；柚皮素对照品（货号：N5893 - 1G，购于 Sigma 公司，含量≥95%，批号：035K1316）；异槲皮苷对照品（货号：17793 - 50 mg，购于 Sigma 公司，含量≥90%，批号：1316197）。

（三）试剂

试剂：甲醇（色谱纯，B&J 公司）、乙酸乙酯（色谱纯，B&J 公司）；甲酸铵、甲基叔丁基醚（色谱纯，Sigma 公司）；Millipore 超纯水；β - 葡萄糖苷酸酶（Type H - 1，Sigma 公司，货号：G0751）；氯化钠注射液（贵州天地药业有限责任公司，批号：0808172A）；聚乙二醇 400（广东光华化学厂有限公司，批号：20060311）；甲酸（Sigma 公司，货号：09676 - 100 mL）。

（四）试药

柚皮苷，由中山大学广州现代中药质量研究开发中心研制，淡黄色粉末，批号 20080203。

（五）实验动物

SPF 级 SD 大鼠 60 只，雌、雄各半，200 ± 20 g，购自广东省医学实验动物中心 [生产许可证号：SCXK（粤）、2008—0002]，饲养于中山大学时珍堂 SPF 级动物房（动物实验设施使用证明：No. 0033238）。

【实验部分】

（一）给药方案与样品采集

1. 给药途径及依据

本品临床拟用给药途径为口服，参照《指导原则》要求，本试验给药方法定为灌胃给药，与临床给药途径一致；同时增加尾静脉注射组，以考察柚皮苷在大鼠体内的绝对生物利用度。

2. 剂量设计与分组依据

根据小鼠药效学的低、中、高剂量组分别为 15 mg/kg、30 mg/kg、60 mg/kg，折算成大鼠的等效剂量为 10.5 mg/kg、21 mg/kg、42 mg/kg[5]。根据《指导原则》要求，SD 大鼠 60 只，随机分为静脉注射组、10.5 mg/kg、21 mg/kg、42 mg/kg、168 mg/kg 剂量灌胃给药组和多次给药组，共计 6 组，每组 10 只，雌、雄各半。具体给药剂量和给药途径见表 1 - 1。

表 1-1 剂量设计

给药方式	组 别	给药途径	给药剂量/ （mg·kg⁻¹）	给药浓度/ （mg·mL⁻¹）	给药体积/ （mL·kg⁻¹）
	静脉注射组	静脉注射	42.0	8.40	5
	10.5 剂量组	灌胃	10.5	1.05	10
单次给药	21 剂量组	灌胃	21.0	2.10	10
	42 剂量组	灌胃	42.0	4.20	10
	168 剂量组	灌胃	168.0	16.80	10
多次给药		灌胃	42.0	4.20	10

3. 给药与样品采集

供试品配制：取柚皮苷原料适量，精密称定，加入 PEG400：水（50：50，V/V）溶解，配制成所需浓度。

单次给药：各组给药前禁食 12 h，自由饮水。静脉注射组按照 42 mg/kg 剂量尾静脉注射，于预定时间点 0.03 h、0.08 h、0.25 h、0.5 h、1 h、2 h、4 h、6 h、8 h、12 h、24 h、36 h 眼眶静脉取全血约 0.5 mL；灌胃给药组按照拟定剂量灌胃给药，于预定时间点 0.25 h、0.5 h、0.75 h、1 h、2 h、3 h、4 h、6 h、8 h、12 h、24 h、36 h 眼眶静脉取全血约 0.5 mL。全血置于经过肝素处理的离心管中，10000 r/min 离心 5 min，分离血浆，置 -70 ℃冰箱保存。

多次给药：SD 大鼠 10 只，按照 42 mg/kg 剂量进行多次给药实验。每天 3 次，连续 9 天，并于第 6 天、7 天、8 天、9 天早上灌胃前和第 9 天灌胃后 0.25 h、0.5 h、0.75 h、1 h、2 h、3 h、4 h、6 h、8 h、12 h、24 h 眼眶静脉取全血约 0.5 mL，全血置于经肝素处理过的离心管中，10000 r/min 离心 5 min，分离血浆，置 -70 ℃冰箱保存。

（三）大鼠血浆中柚皮苷、柚皮素的测定

1. 溶液配制

柚皮苷储备液配制：取柚皮苷对照品约 10 mg，精密称定，置 50 mL 量瓶中，用甲醇-水溶液（50：50，V/V）溶解、定容，作为对照品储备液（244.40 μg/mL），4 ℃冰箱内保存备用。

柚皮苷对照品溶液配制：精密吸取柚皮苷标准储备液适量，置 10 mL 量瓶中，用甲醇-水溶液（50：50，V/V）逐级稀释成系列浓度对照品溶液（48.88 ng/mL、97.76 ng/mL、488.80 ng/mL、977.60 ng/mL、4888.00 ng/mL、9776.00 ng/mL），备用。

柚皮素储备液配制：取 105 ℃干燥至恒重的柚皮素对照品约 10 mg，精密称定，置 50 mL 量瓶中，用甲醇溶解、定容，作为对照品储备液（203.60 μg/mL），置于 4 ℃冰箱内保存备用。

柚皮素对照品溶液配制：精密吸取柚皮素标准储备液适量，置 10 mL 量瓶中，用甲醇 – 水溶液（50∶50，V/V）逐级稀释成系列浓度对照品溶液（20.36 ng/mL、50.90 ng/mL、101.80 ng/mL、509.00 ng/mL、1018.00 ng/mL、5090.00 ng/mL、10180.00 ng/mL），备用。

内标异槲皮苷对照品溶液配制：取五氧化二磷减压干燥至恒重的异槲皮苷对照品约 10 mg，精密称定，置 50 mL 量瓶中，用甲醇溶解并稀释至刻度，摇匀，作为储备溶液；用醇 – 水溶液（50∶50，V/V）将储备液稀释至 1950.00 ng/mL，置于 4 ℃冰箱内保存备用。

β – 葡萄糖醛酸酶溶液配制：取 β – 葡萄糖醛酸酶粉末约 10 mg，精密称定，溶于 4 mL 0.2 mmol/L 醋酸缓冲液中（pH = 5.0），配制成相当于 10 U/μL 的 β – 葡萄糖醛酸酶溶液，分装，于 –20 ℃冰箱内保存备用。

2．检测条件

色谱柱：Agilent RRHT ZORBAX Eclipse Plus C$_{18}$（2.1 mm × 100 mm，1.8 – Micron）；柱温：40 ℃；流动相：甲醇 – 0.25% 甲酸溶液（V/V）= 52∶48，流速：0.2 mL/min；进样体积：10 μL。

离子源参数：Capillary 4000 V，Drying Gas 9 L/min，Neb Pressure 30 psi，Gas Temp：350 ℃，ESI 电喷雾源，采用负离子检测，MRM（多反应离子监测）方式，检测离子对分别为柚皮苷：579.2/271.0，Fragmentor：200 V，Collision Energy：35 V；柚皮素：271.0/151.0，Fragmentor：90 V，Collision Energy：20 V；异槲皮苷：463.0/299.8，Fragmentor：130 V；Collision Energy：25 V。

3．血浆样品处理方法

线性和 QC 样品制备方法：取空白血浆 50 μL，分别加入 10 μL 指定浓度的柚皮苷/柚皮素对照品溶液，混匀，制成柚皮苷浓度分别为 9.78 ng/mL、19.55（QC L）ng/mL、97.76 ng/mL、195.52（QC M）ng/mL、977.60 ng/mL、1955.20（QC H）ng/mL 和柚皮素浓度分别为 4.07 ng/mL、10.18（QC L）ng/mL、20.36 ng/mL、101.80（QC M）ng/mL、203.60 ng/mL、1018.00（QC H）ng/mL、2036.00 ng/mL 的血浆样品。向混匀后的血浆中加入 β – 葡萄糖醛酸酶 10 μL（10 U/μL），混匀，37 ℃水浴 2 h。取出后，加入内标对照品溶液 10 μL，混匀后加入 2% 甲酸 6 μL 酸化后，再加入乙酸乙酯 800 μL，涡旋 3 min，10000 r/min 离心 10 min，转移上清液至新离心管中，残渣超声 30 s 后再加入乙酸乙酯 400 μL，涡旋 3 min，10000 r/min 离心 10 min，合并上清液挥干，加入 100 μL 流动相复溶，超声 30 s 后涡旋 3 min，

13000 r/min 离心 10 min 后取 10 μL 上清液进样测定。

血浆样品制备方法：取血浆样品 50 μL，加入 β – 葡萄糖醛酸酶 10 μL（10 U/μL），混匀，37 ℃水浴 2 h。取出后，加入 50% 甲醇水溶液（V/V）20 μL 和内标溶液 10 μL，混匀后加入 2% 甲酸（V/V）6 μL 酸化后，再加入乙酸乙酯 800 μL，涡旋 3 min，10000 r/min 离心 10 min，转移上清液至新离心管中，残渣超声 30 s 后再加入乙酸乙酯 400 μL，涡旋 3 min，10000 r/min 离心 10 min，合并上清液挥干，加入 100 μL 流动相复溶，超声 30 s 后涡旋 3 min，13000 r/min 离心 10 min 后取 10 μL 上清液进样测定。

血浆样品稀释方法：当血浆样品测得浓度超出线性范围时，则用空白血浆将此血样稀释后再进行如上操作，稀释倍数以超出情况而定。

4. 方法学验证

（1）特异性。分别精密取不同来源空白混合血浆 50 μL，除不加内标溶液外，其余按"线性和 QC 样品制备"操作，得色谱图 1 – 1（A）；将一定浓度的柚皮苷标准溶液及内标液分别加入空白血浆 50 μL 中，按"线性和 QC 样品制备"操作，得色谱图 1 – 1（B）；取大鼠给药后收集的血浆样品，按"血浆样品制备"操作，得色谱图 1 – 1（C）。

（2）标准曲线与线性范围。采用最小二次加权，分别以柚皮苷和柚皮素面积与内标的峰面积比与血浆样品中柚皮苷和柚皮素浓度进行线性回归，即得标准曲线方程，准确度由 Agilent Mass Hunter Quantitative Analysis 软件经最小二次加权后计算获得。柚皮苷标准曲线方程为：$Y = 1.2213X + 0.0362$（$R^2 = 0.9993$），结果表明柚皮苷在 $9.78 \sim 1955.20$ ng/mL 浓度范围内线性关系良好；柚皮素标准曲线方程为：$Y = 1.0617X + 0.0072$（$R^2 = 0.9922$），结果（表 1 – 2，图 1 – 2、图 1 – 3）表明柚皮素在 $4.07 \sim 2036.00$ ng/mL 浓度范围内线性关系良好。

表 1–2 柚皮苷、柚皮素线性样品的准确度

水平	柚 皮 苷			柚 皮 素		
	理论浓度/（ng·mL⁻¹）	测得浓度/（ng·mL⁻¹）	准确度/%	理论浓度/（ng·mL⁻¹）	测得浓度/（ng·mL⁻¹）	准确度/%
1	9.78	9.65	98.70	4.07	4.31	105.90
2	19.55	20.07	102.70	10.18	9.01	88.50
3	97.76	99.71	102.00	20.36	19.14	94.00
4	195.52	188.52	96.40	101.80	99.24	97.50
5	977.60	971.09	99.30	203.60	197.26	96.90
6	1955.20	1973.67	100.90	1018.00	1093.29	107.40
7				2036.00	2235.97	109.80

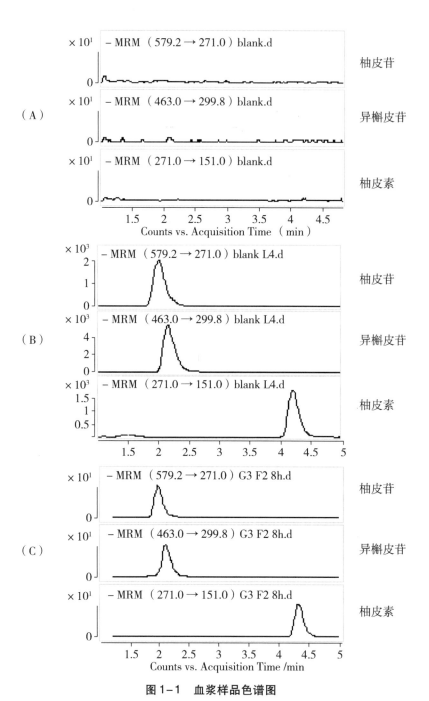

图 1-1 血浆样品色谱图

（A）混合空白血浆；（B）对照品溶液（柚皮苷、柚皮素浓度分别为 195.52 ng/mL 和 101.80 ng/mL）；

（C）血浆样品（168 mg/kg 剂量组 F2 8 h）。

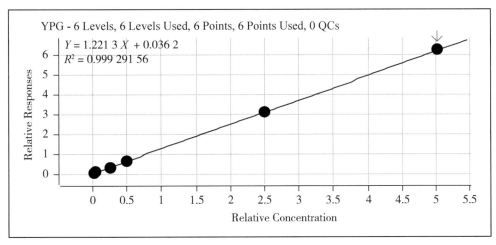

图1-2 柚皮苷线性及线性范围

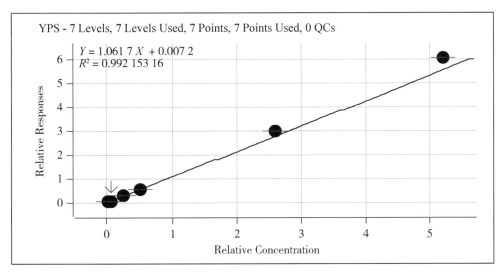

图1-3 柚皮素线性及线性范围

（3）定量下限的考察。在确定的线性范围内，分别对柚皮苷、柚皮素的定量下限的准确度和精密度进行考察。统计不同分析批中柚皮苷和柚皮素定量下限测得的浓度和准确度，结果（表1-3）表明：柚皮苷、柚皮素定量下限的准确度均在90%~110%、精密度的 $RSD < 5\%$，均符合生物样品测定要求。

表1-3　柚皮苷、柚皮素定量下限考察结果（$n=5$）

测　定		1	2	3	4	5	平均值	$RSD/\%$
柚皮苷	测定浓度/($ng \cdot mL^{-1}$)	9.14	10.16	10.02	10.12	9.65	9.82	4.37
	准确度/%	93.40	103.90	102.40	103.40	98.70	100.36	4.38
柚皮素	测定浓度/($ng \cdot mL^{-1}$)	4.25	4.48	4.46	4.20	4.31	4.34	2.88
	准确度/%	104.30	110.00	109.50	103.30	105.90	106.60	2.84

（4）基质效应、提取回收率考察。分别制备3种类型线性样品：

对照品溶液线性样品（Sol）：分别向离心管中加入指定浓度的柚皮苷、柚皮素和内标溶液各10 μL，然后加入流动相70 μL，混匀即得。

空白血浆提取后加对照溶液制备的线性样品（SAE）：取空白血浆50 μL，加入β-葡萄糖醛酸酶10 μL（10 U/μL），混匀，37 ℃水浴2 h。取出后，加入50%甲醇水溶液（V/V）20 μL和2%甲酸6 μL酸化后，再加入乙酸乙酯800 μL，涡旋3 min，10000 r/min离心10 min，转移上清液至新离心管中，残渣超声30 s后再加入乙酸乙酯400 μL，涡旋3 min，10000 r/min离心10 min，合并上清液挥干，挥干后分别加入指定浓度的柚皮苷、柚皮素和内标溶液各10 μL，再加入70 μL流动相复溶，超声30 s后涡旋3 min，13000 r/min离心10 min后取10 μL上清液进样测定。

空白血浆加对照品溶液后提取的线性样品（Blank）：制备方法见"线性和QC样品制备方法"。

上述线性样品各平行5份，进行液质测定。用相同浓度下不同线性样品测得的峰面积进行计算，基质效应 ME（%）$= A_{SAE}/A_{Sol} \times 100\%$，提取回收率 RE（%）$= A_{Blank}/A_{SAE} \times 100\%$。结果（表1-4）表明，该方法下的柚皮苷、柚皮素的高、中、低3种浓度的基质效应均在75.71%～115.84%，提取回收率均在87.44%～97.94%。

（5）精密度、准确度试验。制备QC样品，每种浓度平行5份，计算日内精密度、准确度；连续测定3天，计算日间精密度。结果（表1-5～表1-8）表明：柚皮苷和柚皮素的日内精密度 RSD 值均小于10%、准确度均在85%～105%，符合生物样品测定要求；其日间精密度 RSD 均小于15%，符合生物样品测定要求。

表1-4　血浆中柚皮苷、柚皮素的基质效应及提取回收率

样品	浓度/(ng·mL⁻¹)	峰面积 1	2	3	4	5	平均值	RSD/%	ME/%	RE/%
Sol										
柚皮苷	19.55	4607.24	4143.82	4726.87	5172.99	4404.95	4611.17	8.33	115.84	
	195.52	45243.86	42202.27	48850.50	41310.59	42825.16	44086.48	6.89	75.71	
	1955.20	448657.82	445623.10	443796.22	450940.12	438578.30	445519.11	1.07	77.30	
柚皮素	10.18	1896.17	1866.78	1804.58	1796.67	1800.77	1832.99	2.48	111.45	
	101.80	18203.41	18308.62	16972.75	19178.89	18154.99	18163.73	4.33	92.00	
	1018.00	193525.02	193942.77	194962.07	195163.41	196548.03	194828.26	0.61	90.50	
IS		69044.94	69948.946	68926.639	69846.831	70146.682	69582.81	0.80	77.90	
SAE										
柚皮苷	19.55	5709.29	4796.91	5666.65	5601.36	4932.88	5341.42	8.23		
	195.52	33103.43	33649.86	32667.85	34594.58	32869.27	33377.00	2.32		
	1955.20	348214.72	332142.71	342456.56	353251.93	345798.32	344372.85	2.29		
柚皮素	10.18	2189.80	1988.65	2023.09	1986.97	2026.00	2042.90	4.12		
	101.80	16799.63	16482.09	16601.76	16888.19	16785.66	16711.47	0.99		
	1018.00	180023.29	169683.35	175384.97	182204.43	174344.12	176328.03	2.80		
IS		50235.31	54958.06	56085.99	56029.87	53720.69	54205.98	4.46		
Blank										
柚皮苷	19.55	5470.59	4038.89	4001.22	4164.45	5676.36	4670.30	17.77		87.44
	195.52	31643.30	32015.16	30412.56	32244.70	35785.48	32420.24	6.20		97.13
	1955.20	319430.12	344287.51	328399.84	324253.33	354184.69	334111.10	4.37		97.02
柚皮素	10.18	1984.04	1906.93	2023.96	2057.47	1889.28	1972.34	3.69		96.55
	101.80	16898.99	15133.98	16899.11	15856.47	14963.54	15950.42	5.82		95.45
	1018.00	169633.78	162665.69	176305.29	171674.76	166560.90	169368.08	3.04		96.05
IS		49297.26	55040.93	52461.60	51685.85	56973.66	53091.86	5.62		97.94

表 1-5 血浆中柚皮苷日内精密度和准确度

测定结果	浓度/(ng·mL^{-1})	1	2	3	4	5	平均值	RSD/%
精密度	19.55	16.67	17.31	17.94	18.93	17.63	17.70	4.72
	195.52	184.49	209.83	174.45	173.13	185.23	185.43	7.94
	1955.20	1895.45	1853.83	1860.95	1819.42	1914.71	1868.87	1.99
准确度	19.55	85.30	88.50	91.80	96.80	90.20	90.52	4.70
	195.52	94.40	107.30	89.20	88.50	94.70	94.82	7.95
	1955.20	96.90	94.80	95.20	93.10	97.90	95.58	1.96

表 1-6 血浆中柚皮苷日间精密度

测定浓度/(ng·mL^{-1})	天数	1	2	3	4	5	平均值	RSD/%
19.55	day 1	21.84	17.88	18.54	17.89	20.07	19.24	10.76
	day 2	16.67	17.31	17.94	18.93	17.63	17.70	
	day 3	16.05	21.14	20.88	23.23	20.06	20.27	
195.52	day 1	177.06	185.11	183.76	191.27	188.52	185.14	5.63
	day 2	184.49	209.83	174.45	173.13	185.23	185.43	
	day 3	187.01	203.26	201.58	194.52	197.44	196.76	
1955.20	day 1	1928.06	2000.94	2013.30	1930.95	1973.67	1969.38	6.62
	day 2	1895.45	1853.83	1860.95	1819.42	1914.71	1868.87	
	day 3	2246.05	2167.19	2104.46	2158.88	2136.28	2162.57	

表 1-7 血浆中柚皮素日内精密度和准确度

测定结果	浓度/(ng·mL^{-1})	1	2	3	4	5	平均值	RSD/%
精密度	10.18	9.15	9.51	8.78	9.80	8.96	9.24	4.48
	101.80	94.61	95.12	94.04	93.66	96.37	94.76	1.12
	1018.00	953.71	990.21	996.65	973.15	963.89	975.52	1.83
准确度	10.18	89.90	93.40	86.20	96.30	88.10	90.78	4.48
	101.80	92.90	93.40	92.40	92.00	94.70	93.08	1.13
	1018.00	93.70	97.30	97.90	95.60	94.70	95.84	1.83

表1-8 血浆中柚皮素日间精密度

测定浓度/ ($ng \cdot mL^{-1}$)	天数	1	2	3	4	5	平均值	$RSD/\%$
10.18	day 1	9.36	8.43	8.28	9.83	9.01	8.98	13.31
	day 2	9.15	9.51	8.78	9.80	8.96	9.24	
	day 3	10.32	12.09	12.06	12.21	10.67	11.47	
101.80	day 1	98.12	101.80	102.70	101.83	99.23	100.74	3.93
	day 2	94.61	95.12	94.04	93.66	96.37	94.76	
	day 3	99.37	98.60	105.87	100.81	92.66	99.46	
1018.00	day 1	1048.76	1135.60	1113.21	1077.85	1093.19	1093.72	5.65
	day 2	953.71	990.21	996.65	973.15	963.89	975.52	
	day 3	997.39	962.08	1010.67	1006.86	1033.74	1002.15	

（6）稳定性试验。

含药血浆样品冻融稳定性：取空白血浆50 μL置于1.5 mL的离心管中，分别向离心管中加入指定浓度（对应QC样品中的高、中、低浓度）的柚皮苷和柚皮素对照品溶液，混匀，将该含药血浆于-20 ℃冻融3次（每次间隔24 h），每次冻融后，测定，结果（表1-9～表1-10）表明：含药生物样品于-20 ℃下冻融3次后，柚皮苷、柚皮素的RSD值均小于10%，低、中、高浓度准确度均在85%～110%，样品稳定。

含药血浆样品室温放置稳定性：取空白血浆50 μL置于1.5 mL的离心管中，分别加入指定浓度（对应QC样品中的高、中、低浓度）的柚皮苷和柚皮素对照品溶液，混匀，分别于室温放置到指定时间（2 h、4 h、8 h、12 h）后测定，每个时间点下每个浓度平行3份。结果（表1-11～表1-12）表明：测得不同浓度柚皮苷和柚皮素的RSD值均小于10%，低、中、高浓度准确度均在85%～110%，含药血浆样品室温放置12 h内稳定。

样品复溶后室温放置稳定性：QC样品复溶后室温放置，分别于0 h、2 h、4 h、8 h，考察待测样品的室温放置稳定性，结果（表1-13～表1-14）表明：样品复溶后，测得不同浓度柚皮苷和柚皮素的RSD值均小于10%，低、中、高浓度准确度均在85%～110%，含药血浆在室温放置8 h内稳定。

对照品储备液长期放置稳定性：分别于1、2、3、6个月后，重新配制新的柚皮苷、柚皮素对照品溶液，并用新溶液制备对照品溶液线性样品；同时取于4 ℃冰箱中长期放置的对照品储备液按照QC样品浓度配制溶液样品，进行液质测定。结果（表1-15～表1-16）表明：低、中、高浓度准确度均在85%～110%，柚皮苷、柚皮素对照品储备液在4 ℃冰箱长期放置6个月内稳定。

表 1-9 血浆中柚皮苷冻融稳定性考察

冻融次数	L				M				H			
	理论浓度/(ng·mL⁻¹)	测定浓度/(ng·mL⁻¹)	平均值/(ng·mL⁻¹)	准确度/%	理论浓度/(ng·mL⁻¹)	测定浓度/(ng·mL⁻¹)	平均值/(ng·mL⁻¹)	准确度/%	理论浓度/(ng·mL⁻¹)	测定浓度/(ng·mL⁻¹)	平均值/(ng·mL⁻¹)	准确度/%
1 次	19.55	17.94	18.17	92.92	195.52	184.49	189.59	96.97	1955.20	1895.45	1870.08	95.65
		18.93				209.83				1853.83		
		17.63				174.45				1860.95		
2 次		19.58	19.19	98.18		186.24	190.09	97.22		1841.61	1822.93	93.23
		19.38				201.31				1845.18		
		18.62				182.71				1782.00		
3 次		20.96	21.30	108.97		222.42	201.17	102.89		2098.61	2106.10	107.72
		21.86				193.30				2158.94		
		21.09				187.80				2060.75		

表1-10 血浆中柚皮素冻融稳定性考察

冻融次数	L				M				H			
	理论浓度/(ng·mL^{-1})	测定浓度/(ng·mL^{-1})	平均值/(ng·mL^{-1})	准确度/%	理论浓度/(ng·mL^{-1})	测定浓度/(ng·mL^{-1})	平均值/(ng·mL^{-1})	准确度/%	理论浓度/(ng·mL^{-1})	测定浓度/(ng·mL^{-1})	平均值/(ng·mL^{-1})	准确度/%
1次	10.18	8.78	9.18	90.18	101.80	94.61	94.59	92.92	1018.00	953.71	980.19	96.29
		9.80				95.12				990.21		
		8.96				94.04				996.65		
2次		8.87	9.42	92.50		92.13	93.52	91.87		983.11	966.11	94.90
		10.26				94.10				968.75		
		9.12				94.33				946.46		
3次		9.98	9.98	98.04		106.09	96.26	94.56		1014.07	994.36	97.68
		9.73				87.32				995.11		
		10.23				95.38				973.91		

表1-11 血浆中柚皮苷室温放置稳定性考察

放置时间	L				M				H			
	理论浓度/(ng·mL^{-1})	测定浓度/(ng·mL^{-1})	平均值/(ng·mL^{-1})	准确度/%	理论浓度/(ng·mL^{-1})	测定浓度/(ng·mL^{-1})	平均值/(ng·mL^{-1})	准确度/%	理论浓度/(ng·mL^{-1})	测定浓度/(ng·mL^{-1})	平均值/(ng·mL^{-1})	准确度/%
0 h	19.55	17.91	18.94	96.90	195.52	198.66	200.76	102.68	1955.20	1995.57	2011.32	102.87
		18.53				199.09				2036.03		
		20.39				204.53				2002.35		
2 h		20.07	19.80	101.30		202.87	202.74	103.69		2023.09	2064.96	105.61
		19.88				201.38				2078.05		
		19.46				203.96				2093.75		
4 h		18.47	18.50	94.63		199.73	198.80	101.68		2077.49	2065.36	105.63
		17.74				205.83				2083.36		
		19.29				190.84				2035.23		
8 h		18.15	19.20	98.23		205.30	203.09	103.87		2122.50	2111.13	107.97
		19.43				207.64				2096.94		
		20.03				196.33				2113.94		
12 h		20.99	20.70	105.87		208.30	210.02	107.42		2123.79	2156.18	110.28
		20.80				211.02				2200.61		
		20.30				210.75				2144.15		

表1-12 血浆中柚皮素室温放置稳定性考察

放置时间	L 理论浓度/(ng·mL⁻¹)	L 测定浓度/(ng·mL⁻¹)	L 平均值/(ng·mL⁻¹)	L 准确度/%	M 理论浓度/(ng·mL⁻¹)	M 测定浓度/(ng·mL⁻¹)	M 平均值/(ng·mL⁻¹)	M 准确度/%	H 理论浓度/(ng·mL⁻¹)	H 测定浓度/(ng·mL⁻¹)	H 平均值/(ng·mL⁻¹)	H 准确度/%
0 h	10.18	10.00	9.80	96.23	101.80	94.95	95.88	94.18	1018.00	967.53	1018.72	100.07
		9.74				95.19				1011.69		
		9.65				97.49				1076.93		
2 h		9.16	10.07	98.95		95.89	96.49	94.78		1114.77	1022.08	100.40
		10.16				96.28				962.09		
		10.90				97.30				989.39		
4 h		11.09	10.94	107.50		97.33	101.84	100.04		977.71	1034.99	101.67
		11.95				98.24				1000.77		
		9.79				109.96				1126.48		
8 h		9.03	10.03	98.56		89.98	100.92	99.13		1001.13	1091.91	107.26
		9.50				98.16				1115.11		
		11.57				114.61				1159.48		
12 h		9.24	10.52	103.34		95.28	100.13	98.36		1113.02	1053.73	103.51
		11.00				103.16				1029.68		
		11.32				101.96				1018.48		

表 1-13 血浆中柚皮苷复溶后室温放置稳定性

放置时间	L 理论浓度/(ng·mL⁻¹)	L 测定浓度/(ng·mL⁻¹)	L 平均值/(ng·mL⁻¹)	L 准确度/%	M 理论浓度/(ng·mL⁻¹)	M 测定浓度/(ng·mL⁻¹)	M 平均值/(ng·mL⁻¹)	M 准确度/%	H 理论浓度/(ng·mL⁻¹)	H 测定浓度/(ng·mL⁻¹)	H 平均值/(ng·mL⁻¹)	H 准确度/%
0 h	19.55	17.94	18.17	92.92	195.52	184.49	189.59	96.97	1955.20	1895.45	1870.08	95.65
		18.93				209.83				1853.83		
		17.63				174.45				1860.95		
2 h		19.48	19.45	99.47		181.96	184.38	94.30		1872.41	1830.61	93.63
		20.40				195.50				1830.39		
		18.46				175.67				1789.02		
4 h		22.72	22.42	114.70		175.72	188.11	96.21		1908.43	1855.86	94.92
		23.42				200.22				1818.28		
		21.13				188.39				1840.86		
8 h		21.76	19.45	99.49		193.46	201.99	103.31		2090.27	2027.66	103.71
		18.54				204.44				1991.63		
		18.05				208.07				2001.09		

表1-14　血浆中柚皮素复溶后室温放置稳定性

放置时间	L				M				H			
	理论浓度/(ng·mL⁻¹)	测定浓度/(ng·mL⁻¹)	平均值/(ng·mL⁻¹)	准确度/%	理论浓度/(ng·mL⁻¹)	测定浓度/(ng·mL⁻¹)	平均值/(ng·mL⁻¹)	准确度/%	理论浓度/(ng·mL⁻¹)	测定浓度/(ng·mL⁻¹)	平均值/(ng·mL⁻¹)	准确度/%
0 h	10.18	8.78	9.18	90.18	101.80	94.61	94.59	92.92	1018.00	953.71	980.19	96.29
		9.80				95.12				990.21		
		8.96				94.04				996.65		
2 h		9.45	9.24	90.80		87.38	91.61	89.99		1062.56	1011.13	99.32
		8.75				89.57				979.55		
		9.53				97.87				991.27		
4 h		8.54	8.85	86.94		92.18	90.60	89.00		888.34	924.04	90.77
		9.13				91.85				931.55		
		8.88				87.78				952.24		
8 h		10.74	10.45	102.65		107.71	107.66	105.76		1083.67	1104.59	108.51
		10.57				107.11				1108.76		
		10.04				108.16				1121.34		

表1-15 柚皮苷对照品储备液长期放置稳定性考察

放置时间	L				M				H			
	理论浓度/(ng·mL⁻¹)	测定浓度/(ng·mL⁻¹)	平均值/(ng·mL⁻¹)	准确度/%	理论浓度/(ng·mL⁻¹)	测定浓度/(ng·mL⁻¹)	平均值/(ng·mL⁻¹)	准确度/%	理论浓度/(ng·mL⁻¹)	测定浓度/(ng·mL⁻¹)	平均值/(ng·mL⁻¹)	准确度/%
0 h	19.55	20.08	19.46	99.52	195.52	212.33	213.19	109.04	1955.20	2133.96	2090.97	106.94
		17.79				197.06				2069.50		
		20.50				230.19				2069.45		
1 h		19.81	19.46	99.52		188.99	185.77	95.01		2036.47	2052.33	104.97
		19.31				182.95				2046.22		
		19.25				185.36				2074.29		
3 h		20.19	20.36	104.16		196.79	198.24	101.39		2048.23	2002.00	102.39
		21.07				198.07				1995.74		
		19.83				199.86				1962.03		
6 h		19.40	19.55	99.98		192.17	192.36	98.39		1929.06	1986.24	101.59
		19.95				192.35				2033.93		
		19.29				192.57				1995.74		

表1-16　柚皮素对照品储备液长期放置稳定性考察

放置时间	L				M				H			
	理论浓度/(ng·mL⁻¹)	测定浓度/(ng·mL⁻¹)	平均值/(ng·mL⁻¹)	准确度/%	理论浓度/(ng·mL⁻¹)	测定浓度/(ng·mL⁻¹)	平均值/(ng·mL⁻¹)	准确度/%	理论浓度/(ng·mL⁻¹)	测定浓度/(ng·mL⁻¹)	平均值/(ng·mL⁻¹)	准确度/%
0 h	10.18	10.09	9.85	96.73	101.80	94.64	92.65	91.01	1018.00	1009.85	998.49	98.08
		9.91				94.78				988.18		
		9.54				88.53				997.43		
1 h		10.30	10.26	100.82		102.38	101.59	99.79		1020.09	1007.04	98.92
		10.35				100.59				991.49		
		10.14				101.79				1009.53		
3 h		11.16	11.05	108.58		106.81	108.00	106.09		931.35	970.31	95.32
		10.47				105.66				974.50		
		11.53				111.53				1005.09		
6 h		9.74	10.15	99.67		98.88	98.85	97.10		946.21	957.21	94.03
		10.20				98.93				972.39		
		10.50				98.74				953.03		

含药血浆样品于超低温冰箱（–70 ℃）长期放置稳定性：取空白血浆 50 μL 置于 1.5 mL 的离心管中，分别向离心管中加入指定浓度（对应 QC 样品的高、中、低浓度）的柚皮苷和柚皮素对照品溶液，混匀后置于 –70 ℃ 冻存，在给定时间后取出，测定，计算准确度（准确度% = 测得浓度/加入浓度 × 100%）。结果（表 1 – 17 ～ 表 1 – 18）表明：低、中、高浓度准确度均在 85%～110%，含药血浆在 –70 ℃ 长期放置 12 个月内稳定。

（四）数据处理

血浆样品以柚皮苷及其主要代谢产物柚皮素为目标化合物进行测定，柚皮苷、柚皮素的浓度测定数据由 Agilent MassHunter Quantitative Analysis 计算；将柚皮素等摩尔折算成柚皮苷后获得总柚皮苷的浓度，将之输入药代动力学软件 DAS 2.0，受试动物给药后的 AUC_{0-t}、C_{max} 和 T_{max} 采用统计矩统计法，用均数 ± 标准差进行描述。雌、雄差异比较采用 SPSS 16.0 软件独立样本 t – test 进行统计，一般数据整理采用 Excel（2003—2007 版）。

【实验结果】

（一）各给药组血药浓度及药动参数

未知样品测定按照"血浆样品处理"项下操作，每个分析批制备一条标准曲线，同时制备低、中、高 3 个浓度的 QC 样品，每个浓度的 QC 样品进行双样本分析。根据每一分析批的标准曲线计算 QC 样品和未知样品的浓度。上述 QC 样品中最多允许两个不同浓度的样品超出理论值的 15%，否则此批数据无效。

柚皮苷灌胃给药 SD 大鼠后，在大鼠血浆中主要以活性代谢产物柚皮素的形式存在，原型几乎检测不到。故此，我们在考察柚皮苷吸收时，将柚皮素等摩尔折算成柚皮苷后获得总柚皮苷的浓度，以反映其在大鼠体内总的吸收情况。

各给药组血药浓度见表 1 – 19 ～ 表 1 – 24，血药浓度—时间曲线见图 1 – 4。

表 1-17　大鼠血浆样品中柚皮苷于（-70 ℃）长期放置稳定性

放置时间	L				M				H			
	理论浓度/(ng·mL⁻¹)	测定浓度/(ng·mL⁻¹)	平均值/(ng·mL⁻¹)	准确度/%	理论浓度/(ng·mL⁻¹)	测定浓度/(ng·mL⁻¹)	平均值/(ng·mL⁻¹)	准确度/%	理论浓度/(ng·mL⁻¹)	测定浓度/(ng·mL⁻¹)	平均值/(ng·mL⁻¹)	准确度/%
0 h	19.55	18.54 17.89 20.07	18.83	96.33	195.52	183.76 191.27 188.52	187.85	96.08	1955.20	2013.30 1930.95 1973.67	1972.64	100.89
1 h		20.30 18.53 22.67	20.50	104.86		195.51 184.41 189.49	189.80	97.08		1890.55 1931.22 2271.66	2031.14	103.88
3 h		21.36 20.52 17.32	19.73	100.94		196.31 200.63 225.30	207.41	106.08		2026.54 2033.77 2017.15	2025.82	103.61
6 h		20.34 19.57 22.30	20.74	106.07		201.06 196.01 201.35	199.47	102.02		2168.04 2313.15 2231.23	2237.47	114.44
9 h		20.32 21.37 20.39	20.69	105.85		217.67 212.72 210.05	213.48	109.19		2335.09 2117.21 2112.17	2188.16	111.91
12 h		21.13 18.30 20.95	20.13	102.95		187.05 182.54 182.52	184.04	94.13		2137.43 2072.20 2159.82	2123.15	108.59

表 1-18 大鼠血浆样品中柚皮素干（-70 ℃）长期放置稳定性

放置时间	L 理论浓度/(ng·mL⁻¹)	L 测定浓度/(ng·mL⁻¹)	L 平均值/(ng·mL⁻¹)	L 准确度/%	M 理论浓度/(ng·mL⁻¹)	M 测定浓度/(ng·mL⁻¹)	M 平均值/(ng·mL⁻¹)	M 准确度/%	H 理论浓度/(ng·mL⁻¹)	H 测定浓度/(ng·mL⁻¹)	H 平均值/(ng·mL⁻¹)	H 准确度/%
0 h	10.18	8.28	9.04	88.80	101.80	102.70	101.25	99.46	1018.00	1113.21	1094.75	107.54
		9.83				101.83				1077.85		
		9.01				99.23				1093.19		
1 h		9.34	9.85	96.79		83.40	90.62	89.02		867.01	937.57	92.10
		8.69				89.55				871.18		
		11.53				98.91				1074.51		
3 h		10.32	10.89	106.94		109.83	108.81	106.88		1038.33	1029.93	101.17
		11.21				108.32				1044.28		
		11.13				108.27				1007.18		
6 h		10.24	10.14	99.61		96.79	97.33	95.61		941.75	977.42	96.01
		9.06				97.53				1031.28		
		11.12				97.67				959.22		
9 h		11.13	11.44	112.34		98.48	99.44	97.69		979.93	991.94	97.44
		11.20				100.86				1010.91		
		11.98				98.99				984.99		
12 h		10.71	10.59	104.06		94.40	95.74	94.05		1012.44	1029.80	101.16
		9.28				95.47				1055.81		
		11.79				97.35				1021.16		

表 1-19 静脉注射组大鼠药代动力学参数

参数单位	$AUC_{0-t}/$ $[\mu g \cdot (L^{-1} \cdot h^{-1})]$	$AUC_{0-\infty}/$ $[\mu g \cdot (L^{-1} \cdot h^{-1})]$	$t_{1/2}/h$	T_{max}/h	$C_{max}/(\mu g \cdot L^{-1})$
No. 1	28105.94	28171.21	3.58	0.03	107757.13
No. 2	33967.67	34007.15	2.56	0.03	136293.21
No. 3	29118.85	29268.92	1.91	0.03	123350.98
No. 4	14439.52	14603.56	2.22	0.03	67303.79
No. 5	31099.14	31125.60	1.84	0.03	157772.48
No. 6	12507.58	12627.58	6.70	0.03	22561.04
No. 7	18838.59	18887.52	3.22	0.03	66111.85
No. 8	20363.17	20399.80	3.40	0.03	58168.15
No. 9	16079.52	16348.67	1.72	0.03	53452.31
No. 10	8059.03	8439.60	3.91	0.03	18892.93
Mean	21257.90	21387.96	3.11	0.03	81166.39
SD	8805.40	8725.72	1.49	0.00	47635.70

注：对 AUC_{0-t}、$AUC_{0-\infty}$、$t_{1/2}$、T_{max}、C_{max} 等主要参数进行独立样本 t 检验，$p > 0.05$，表示雌、雄性别之间的药动学参数没有统计学差异。

表 1-20 10.5 mg/kg 灌胃组 10 只大鼠药动参数

参数单位	$AUC_{0-t}/$ $[\mu g \cdot (L^{-1} \cdot h^{-1})]$	$AUC_{0-\infty}/$ $[\mu g \cdot (L^{-1} \cdot h^{-1})]$	$t_{1/2}/h$	T_{max}/h	$C_{max}/(\mu g \cdot L^{-1})$
No. 1	742.72	756.86	0.83	2.00	337.91
No. 2	1282.26	1294.49	0.85	3.00	425.32
No. 3	1987.01	2095.15	2.77	2.00	643.82
No. 4	1247.03	1334.36	2.86	6.00	213.23
No. 5	1602.88	1617.82	1.66	2.00	538.18
No. 6	1463.39	1493.83	2.32	2.00	852.89
No. 7	518.87	545.37	1.91	2.00	286.20
No. 8	398.05	465.99	4.63	2.00	100.11
No. 9	1061.73	1142.05	6.24	2.00	139.33
No. 10	1418.22	1473.78	2.15	2.00	503.77
Mean	1172.22	1221.97	2.62	2.50	404.08
SD	498.36	508.41	1.68	1.27	236.75

注：对 AUC_{0-t}、$AUC_{0-\infty}$、$t_{1/2}$、T_{max}、C_{max} 等主要参数进行独立样本 t 检验，$p > 0.05$，表示雌、雄性别之间的药动学参数没有统计学差异。

表 1-21　21 mg/kg 灌胃组 10 只大鼠药动参数

参数单位	$AUC_{0-t}/$ $[\mu g \cdot (L^{-1} \cdot h^{-1})]$	$AUC_{0-\infty}/$ $[\mu g \cdot (L^{-1} \cdot h^{-1})]$	$t_{1/2}/h$	T_{max}/h	$C_{max}/(\mu g \cdot L^{-1})$
No. 1	3797. 14	3871. 27	1. 70	3. 00	1258. 41
No. 2	9168. 85	9232. 69	0. 95	2. 00	3717. 27
No. 3	4010. 34	4027. 58	1. 35	2. 00	1481. 76
No. 4	4948. 35	5177. 92	1. 55	2. 00	1517. 71
No. 5	1137. 57	1138. 17	1. 00	1. 00	629. 02
No. 6	1899. 00	2047. 58	6. 21	6. 00	128. 54
No. 7	1959. 75	2350. 68	9. 61	4. 00	121. 14
No. 8	4116. 45	4117. 31	1. 79	4. 00	861. 70
No. 9	1694. 81	1783. 74	2. 57	3. 00	530. 49
No. 10	4816. 82	4860. 48	1. 44	3. 00	1303. 61
Mean	3754. 91	3860. 74	2. 82	3. 00	1154. 97
SD	2352. 82	2332. 86	2. 84	1. 41	1038. 78

注：对 AUC_{0-t}、$AUC_{0-\infty}$、$t_{1/2}$、T_{max}、C_{max} 等主要参数进行独立样本 t 检验，$p > 0.05$，表示雌、雄性别之间的药动学参数没有统计学差异。

表 1-22　42 mg/kg 灌胃组 10 只大鼠药动参数

参数单位	$AUC_{0-t}/$ $[\mu g \cdot (L^{-1} \cdot h^{-1})]$	$AUC_{0-\infty}/$ $[\mu g \cdot (L^{-1} \cdot h^{-1})]$	$t_{1/2}/h$	T_{max}/h	$C_{max}/(\mu g \cdot L^{-1})$
No. 1	11348. 52	11443. 56	5. 58	4. 00	2234. 89
No. 2	8038. 15	8269. 30	0. 92	4. 00	3661. 21
No. 3	4276. 92	4290. 22	2. 43	6. 00	667. 83
No. 4	9177. 37	9235. 45	4. 21	4. 00	1748. 24
No. 5	1595. 81	1713. 52	3. 02	2. 00	404. 36
No. 6	12338. 41	12468. 80	4. 60	2. 00	4055. 93
No. 7	2670. 36	2797. 49	4. 76	4. 00	348. 62
No. 8	6080. 43	6107. 31	5. 21	2. 00	1829. 40
No. 9	12822. 80	12900. 77	2. 79	3. 00	3192. 46
No. 10	29675. 01	29963. 83	5. 22	2. 00	5785. 29
Mean	9802. 38	9919. 03	3. 87	3. 30	2392. 82
SD	8020. 58	8075. 74	1. 51	1. 34	1776. 05

注：对 AUC_{0-t}、$AUC_{0-\infty}$、$t_{1/2}$、T_{max}、C_{max} 等主要参数进行独立样本 t 检验，$p > 0.05$，表示雌、雄性别之间的药动学参数没有统计学差异。

表 1-23　168 mg/kg 灌胃组 10 只大鼠药动参数

参数单位	$AUC_{0-t}/$ $[\mu g \cdot (L^{-1} \cdot h^{-1})]$	$AUC_{0-\infty}/$ $[\mu g \cdot (L^{-1} \cdot h^{-1})]$	$t_{1/2}/h$	T_{max}/h	$C_{max}/(\mu g \cdot L^{-1})$
No. 1	24186. 88	27983. 05	15. 06	6. 00	5014. 35
No. 2	29261. 69	29273. 32	3. 29	4. 00	6393. 83
No. 3	15628. 59	16256. 80	5. 10	2. 00	2055. 47
No. 4	36490. 68	40351. 82	12. 29	4. 00	2944. 00
No. 5	18027. 38	19268. 59	2. 37	3. 00	3770. 34
No. 6	5744. 44	5780. 03	4. 61	8. 00	586. 16
No. 7	32351. 80	152965. 76	1. 27	8. 00	6364. 60
No. 8	34503. 51	34620. 19	2. 43	6. 00	5211. 78
No. 9	26524. 68	26725. 62	2. 75	8. 00	2931. 01
No. 10	31306. 73	31378. 98	2. 16	8. 00	4284. 43
Mean	25402. 64	38460. 41	5. 13	5. 70	3955. 60
SD	9677. 70	41420. 83	4. 69	2. 31	1874. 58

注：对 AUC_{0-t}、$AUC_{0-\infty}$、$t_{1/2}$、T_{max}、C_{max} 等主要参数进行独立样本 t 检验，$p > 0.05$，表示雌、雄性别之间的药动学参数没有统计学差异。

表 1-24　10 只大鼠多次给药药代动力学参数

参数单位	$AUC_{ss}/$ $[\mu g \cdot (L^{-1} \cdot h^{-1})]$	$AUC_{0-t}/$ $[\mu g \cdot (L^{-1} \cdot h^{-1})]$	$AUC_{0-\infty}/$ $[\mu g \cdot (L^{-1} \cdot h^{-1})]$	$t_{1/2}/h$	T_{max}/h	$C_{max}/$ $(\mu g \cdot L^{-1})$	$C_{min}/$ $(\mu g \cdot L^{-1})$	DF
No. 1	10844. 25	24114. 78	29061. 74	11. 04	8. 00	5179. 24	289. 31	3. 61
No. 2	1764. 17	4697. 35	4880. 49	4. 26	2. 00	538. 65	184. 60	1. 61
No. 3	7145. 52	17560. 18	22733. 77	10. 62	2. 00	1573. 69	588. 65	1. 10
No. 4	24989. 24	50519. 42	53666. 02	4. 37	8. 00	10020. 30	509. 74	3. 05
No. 5	8006. 83	17048. 97	18433. 48	8. 56	2. 00	3508. 41	330. 28	3. 18
No. 6	5790. 70	6434. 28	6609. 54	1. 96	3. 00	1477. 03	271. 43	1. 67
No. 7	2591. 52	3288. 12	4548. 44	4. 86	4. 00	559. 72	166. 83	1. 21
No. 8	2196. 49	3668. 87	3720. 55	3. 82	3. 00	436. 25	35. 80	1. 46
No. 9	2826. 36	3532. 80	3534. 99	2. 13	2. 00	672. 67	474. 51	0. 56
No. 10	2053. 82	2711. 58	2800. 23	4. 24	4. 00	404. 61	283. 75	0. 47
Mean	6820. 89	13357. 63	14998. 93	5. 59	3. 80	2437. 06	313. 49	1. 79
SD	7089. 69	15114. 63	16512. 42	3. 30	2. 35	3095. 08	169. 61	1. 11

注：对 AUC_{0-t}、$AUC_{0-\infty}$、$t_{1/2}$、T_{max}、C_{max} 等主要参数进行独立样本 t 检验，$p > 0.05$，表示雌、雄性别之间的药动学参数没有统计学差异。

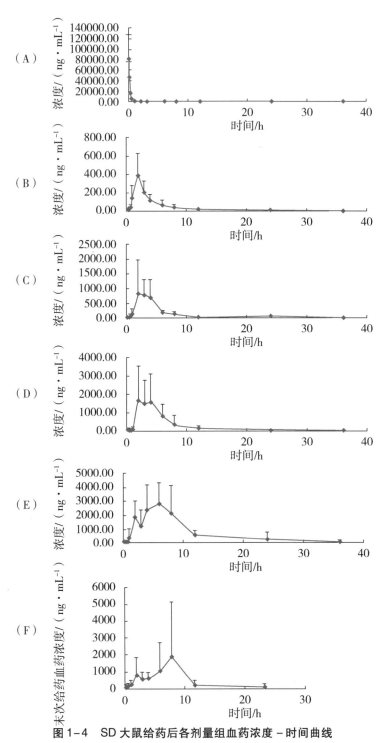

图1-4　SD大鼠给药后各剂量组血药浓度-时间曲线

（A）静脉注射组；（B）10.5 mg/kg 剂量组；（C）21 mg/kg 剂量组；（D）42 mg/kg 剂量组；

（E）168 mg/kg 剂量组；（F）多次给药组。

（二）结果分析

1. 柚皮苷在大鼠体内的生物利用度

柚皮苷经灌胃给药 SD 大鼠后，在大鼠血浆中主要以柚皮素结合物的形式存在，而柚皮苷原型很少，这与文献一致。黄酮类化合物进入肠壁上皮细胞后，被葡萄糖醛酸酶或硫酸转移酶催化成葡萄糖醛酸结合物或硫酸结合物，该产物是黄酮类化合物在细胞内活性的形式之一[6]。因此，我们在考察柚皮苷吸收时，采用总柚皮苷计，以反映其在大鼠体内总的吸收情况。

本研究通过静脉注射和灌胃 2 种不同的给药途径，根据生物利用度公式计算获得柚皮苷大鼠体内的绝对生物利用度（%）= $9802.38 \div 21257.90 \times 100\%$ = 46.11%。

2. 不同给药剂量线性研究

分别给予 SD 大鼠柚皮苷 10.5 mg/kg、21 mg/kg、42 mg/kg 剂量后，药动学参数与剂量的线性方程分别为 $AUC_{0-t} = 275.9 \times Dose - 1851$（$r = 0.999$），$C_{max} = 62.53 \times Dose - 214.8$（$r = 0.998$）。然而，当给药剂量增大到 168 mg/kg 后，AUC_{0-t} 和 C_{max} 未呈线性增加。

3. 多次给药稳态研究

SD 大鼠多次给药后，对第 6、第 7、第 8、第 9 天的谷浓度进行 SPSS 统计，这 4 天的谷浓度 $p > 0.05$，无统计学差异（表 1 - 25），表明大鼠在给药第 5 天后血药浓度达到稳态，与文献[7]中报道的达到稳态时间较为一致。

将单次给药与末次给药主要药动参数进行比较（表 1 - 26）。在末次给药研究中，累积指数为 1.02，T_{max}、C_{max} 没有明显变化，$t_{1/2}$ 和 AUC_{0-t} 较首次给药增加，推测随着药物给药次数的增加，药物在动物体内的消除速率减慢所致。DAS 统计结果中末次给药的 T_{max} 为 3.80 h 是通过统计单只动物的 T_{max} 后取平均值获得，而药时曲线上的 T_{max} 为 8 h 是因为个别动物在 8 h 的血药浓度高导致平均血药浓度高所致。

表 1-25　谷浓度的 SPSS 统计结果

组　　别	Sum of Squares	df	Mean Square	F	Sig.
Between Groups	9475.391	4	2368.848	0.094	0.984
Within Groups	1134580.965	45	25212.910		
Total	1144056.357	49			

表 1-26 单次给药和末次给药药代动力学参数比较

参 数	单 位	单次给药	末次给药
AUC_{0-t}	$\mu g \cdot (L^{-1} \cdot h^{-1})$	9802.23 ± 8020.58	13357.63 ± 15114.63
$t_{1/2}$	h	3.87 ± 1.51	5.59 ± 3.30
T_{max}	h	3.30 ± 1.34	3.80 ± 2.35
C_{max}	$\mu g \cdot L^{-1}$	2392.83 ± 1776.05	2437.06 ± 3095.08

第三节 柚皮苷在 Beagle 犬体内的吸收研究

【实验材料】

实验动物：Beagle 犬，12 只，雌、雄各半，体重（10 ± 0.5）kg，由高要市康达实验动物科技有限公司提供，许可证号：SCXK 粤 2009 - 0009。

其他内容同第二节项下。

【实验部分】

（一）给药方案与样品采集

1. 剂量设计与分组依据

柚皮苷药效学实验中，小鼠给药的低、中、高剂量分别为 15 mg/kg、30 mg/kg、60 mg/kg，折算成犬的等效剂量约为 3.1 mg/kg、6.2 mg/kg、12.4 mg/kg。本试验设计 Beagle 犬单次给药组低、中、高剂量分别为 3.1 mg/kg、12.4 mg/kg、49.6 mg/kg，静脉注射组为 12.4 mg/kg。多次给药中每次的给药剂量与单次给药中剂量组一致，为 12.4 mg/kg，具体见表 1 - 27。

将 Beagle 犬随机分为 4 组，每组 3 只。第一次给药后，消除 14 天，进行第二次给药。第二次给药后，消除 14 天，进行多次给药实验。

表1-27　剂量设计

给药方式	组　　别	给药途径	给药剂量/(mg·kg^{-1})
单次给药	静脉注射组	后肢静脉注射	12.4
	低剂量组	口服	3.1
	中剂量组	口服	12.4
	高剂量组	口服	49.6
多次给药		口服	12.4

2. 样品采集

静脉注射组：给药前禁食12 h后，于清晨给药，给药后4 h统一喂食，整个过程自由饮水。受试犬于后肢静脉注射给药前（0 h）和给药后0.08 h、0.25 h、0.50 h、0.75 h、1.00 h、2.00 h、4.00 h、6.00 h、8.00 h、10.00 h、12.00 h、24.00 h抽取前肢静脉血约1.0 mL。血样置于肝素管中，4000 r/min离心，取血浆，置 -70 ℃冰箱中保存，待测。

口服低、中、高剂量组：给药前禁食12 h后，于清晨给药，给药后4 h统一喂食，整个过程自由饮水。受试犬于给药前（0 h）和给药后0.5 h、1.0 h、1.5 h、2.0 h、3.0 h、4.0 h、6.0 h、8.0 h、10.0 h、12.0 h、24.0 h、36.0 h抽取前肢静脉血约1.0 mL。血样置于肝素管中，4000 r/min离心，取血浆，置 -70 ℃冰箱中保存，待测。

多次给药：首次给药前禁食12 h，每天给药3次，每隔8 h一次，连续给药7天，并于第1、第2、第3、第4、第5、第6、第7天早晨首次给药前和第7天早晨首次给药后0.5 h、1.0 h、1.5 h、2.0 h、3.0 h、4.0 h、6.0 h、8.0 h、10.0 h、12.0 h、24.0 h、36.0 h取血约1.0 mL，全血置于经肝素处理过的离心管中，离心，分离血浆，置 -20 ℃冰箱保存，用于血药浓度检测。

（二）Beagle犬血浆中柚皮苷、柚皮素测定

1. 溶液配制

柚皮苷储备液配制：取105 ℃干燥至恒重的柚皮苷对照品约10 mg，置50 mL量瓶中，用甲醇溶解定容，作为对照品储备液（203.6 µg/mL），置4 ℃冰箱内保存备用。

柚皮苷对照品溶液配制：精密吸取柚皮苷对照品储备液适量，置10 mL量瓶中，用甲醇-水（50∶50，V/V）溶液逐级稀释成系列浓度对照品溶液（20.36 ng/mL、50.90 ng/mL、101.80 ng/mL、509.00 ng/mL、1018.00 ng/mL、5090.00 ng/mL、10180.00 ng/mL），备用。

柚皮素储备液配制：取 105 ℃ 干燥至恒重的柚皮素对照品约 10 mg，精密称定，置 50 mL 量瓶中，用甲醇溶解定容，作为对照品储备液（204.0 μg/mL），置 4 ℃ 冰箱内保存备用。

柚皮素对照品溶液配制：精密吸取柚皮素对照品储备液适量，置 10 mL 量瓶中，用甲醇 – 水（50：50，V/V）溶液逐级稀释成系列浓度对照品溶液（20.40 ng/mL、51.00 ng/mL、102.00 ng/mL、510.00 ng/mL、1020.00 ng/mL、5100.00 ng/mL、10200.00 ng/mL），备用。

内标异槲皮苷对照品溶液配制：取五氧化二磷减压干燥至恒重的异槲皮苷对照品约 10 mg，精密称定，置 50 mL 量瓶中，用甲醇溶解并稀释至刻度，摇匀，作为储备溶液（0.19 mg/mL）；用甲醇 – 水（50：50，V/V）溶液将储备液稀释至 1900.00 ng/mL，于 4 ℃ 冰箱内保存备用。

β – 葡萄糖醛酸酶溶液配制：精密称定 β – 葡萄糖醛酸酶粉末 10 mg 溶于 4 mL 0.2 mmol/L 醋酸缓冲液中（pH = 5.0），配制成相当于 10 U/μL 的 β – 葡萄糖醛酸酶溶液，分装，于 –20 ℃ 冰箱内保存备用。

2. 检测条件

色谱柱：Agilent RRHT ZORBAX Eclipse Plus C_{18}（2.1 × 100mm，1.8 – Micron）；柱温：40 ℃；流动相：甲醇 – 0.25% 甲酸溶液（V/V）= 52：48，流速：0.2 mL/min；进样体积：10 μL。

离子源参数：Capillary 4000 V，Drying Gas 9 L/min，Neb Pressure 30psi，Gas Temp：350 ℃。ESI 电喷雾源，采用负离子模式检测，MRM（多反应离子监测）方式，检测离子对分别为柚皮苷：579.2 / 271.0，Fragmentor：200 V，Collision Energy：35 V；柚皮素：271.0 / 151.0，Fragmentor：90 V；Collision Energy：20 V；异槲皮苷：463.0/299.8，Fragmentor：130 V；Collision Energy：25 V。

3. 血浆样品处理方法

线性和 QC 样品制备方法：取空白血浆 100 μL，分别加入 10 μL 系列浓度的柚皮苷/柚皮素对照品溶液，混匀，制成柚皮苷浓度分别为 2.04 ng/mL、5.09（QC L）ng/mL、10.18 ng/mL、50.90（QC M）ng/mL、101.80 ng/mL、509.00（QC H）ng/mL、1018.00 ng/mL 和柚皮素浓度分别为 2.04 ng/mL、5.10（QC L）ng/mL、10.20 ng/mL、51.00（QC M）ng/mL、102.00 ng/mL、510.00（QC H）ng/mL、1020.00 ng/mL 的血浆样品。向混匀后的血浆中加入 β – 葡萄糖醛酸酶 10 μL（10 U/μL），混匀，37 ℃ 水浴 2 h。取出后，加入内标溶液 10 μL，混匀后加入 2% 甲酸 6 μL 酸化后，加入乙酸乙酯 1000 μL，涡旋 3 min，10000 r/min 离心 10 min，转移上清液至新离心管中，挥干，加入 100 μL 流动相，超声 30 s 后涡旋 3 min 复溶，13000 r/min 离心 10 min 后取 10 μL 上清液进样测定。

血浆样品制备方法：取血浆样品 100 μL，加入 β - 葡萄糖醛酸酶 10 μL（10 U/μL），混匀，37 ℃ 水浴 2 h。取出后，加入 50% 甲醇水溶液（V/V）20 μL 和内标溶液 10 μL，混匀后加入 2% 甲酸 6 μL 酸化后加入乙酸乙酯 1000 μL，涡旋 3 min，10000 r/min 离心 10 min，转移上清液至新离心管中，挥干，加入 100 μL 流动相，超声 30 s 后涡旋 3 min 复溶，13000 r/min 离心 10 min 后取 10 μL 上清液进样测定。

血浆样品稀释方法：当血浆样品测得浓度超出线性范围时，用空白血浆将此血样稀释后再进行如上操作，稀释倍数视超出情况而定。

4. 方法学验证

（1）特异性。本研究考察 6 只不同来源的 Beagle 犬空白血浆。精密吸取不同来源的空白混合血浆 100 μL，除不加内标溶液，其余按"血浆样品制备方法"依法操作，得空白血浆色谱图 1 - 5（A）；取空白血浆，按"线性和 QC 样品制备方法"操作，得线性样品色谱图 1 - 5（B）；取犬给药后收集的血浆样品，按"血浆样品制备方法"依法操作，得血浆样品色谱图 1 - 5（C）。

结果表明：空白血浆中杂质峰不干扰血浆样品中柚皮苷、柚皮素的测定。

（2）线性与线性范围。按"线性样品制备方法"操作，测定。采用最小二次加权法，分别以柚皮苷/柚皮素的面积与内标的峰面积比值和血浆样品中柚皮苷/柚皮素浓度进行线性回归，获得标准曲线方程，准确度由 Agilent MassHunter Quantitative Analysis 软件经最小二次加权后计算获得。柚皮苷标准曲线方程为：$Y = 0.7300X + 0.0017$（$R^2 = 0.9954$），结果表明柚皮苷在 2.04 ～ 1018.00 ng/mL 浓度范围内线性关系良好；柚皮素标准曲线方程为：$Y = 0.8458X + 0.0031$（$R^2 = 0.9930$），结果表明柚皮素在 2.04 ～ 1020.00 ng/mL 浓度范围内线性关系良好（表 1 - 28，图 1 - 6、图 1 - 7）。

表 1-28　Beagle 犬血浆中柚皮苷、柚皮素的线性样品的准确度

水平	柚 皮 苷			柚 皮 素		
	理论浓度/（ng·mL⁻¹）	测定浓度/（ng·mL⁻¹）	准确度/%	理论浓度/（ng·mL⁻¹）	测定浓度/（ng·mL⁻¹）	准确度/%
1	2.04	2.07	101.70	2.04	2.03	99.60
2	5.09	4.77	93.70	5.10	4.91	96.30
3	10.18	10.79	106.00	10.20	11.08	108.70
4	50.90	47.34	93.00	51.00	50.50	99.00
5	101.80	96.68	95.00	102.00	113.58	111.30
6	509.00	527.69	103.70	510.00	467.40	91.60
7	1018.00	1089.29	107.00	1020.00	953.08	93.40

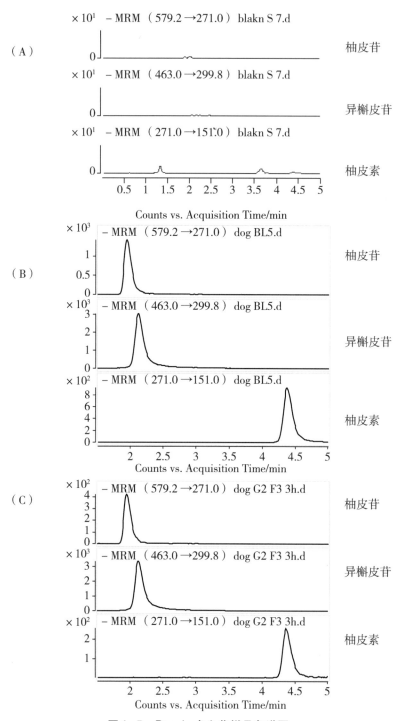

图 1-5　Beagle 犬血浆样品色谱图

（A）混合空白血浆；（B）对照品溶液（柚皮苷、柚皮素浓度分别为 101.80 ng/mL、102.00 ng/mL）；

（C）血浆样品（12.4 mg/mL 组 F3 3 h 样品）。

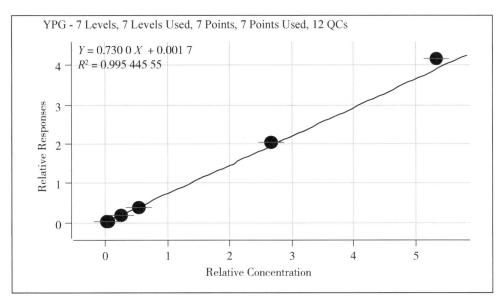

图 1-6　Beagle 犬血浆中柚皮苷线性及线性范围

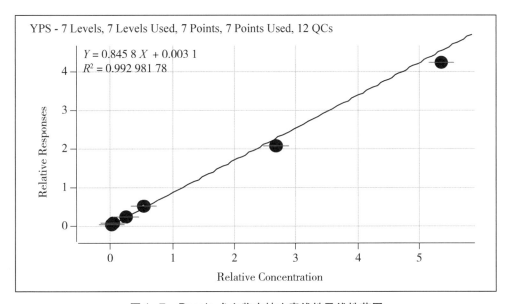

图 1-7　Beagle 犬血浆中柚皮素线性及线性范围

（3）定量下限考察。在确定的线性范围内，分别对柚皮苷、柚皮素的定量下限的准确度和精密度进行考察。统计不同的分析批中定量下限的测得浓度和准确度，结果（表 1-29）表明：柚皮苷、柚皮素定量下限的准确度均在 99% ～ 105%、精密度的 $RSD < 5\%$，均符合生物样品测定要求。

表 1-29　Beagle 犬血浆中柚皮苷、柚皮素定量下限考察结果 ($n=5$)

测	定	1	2	3	4	5	平均值	RSD/%
柚皮苷	浓度/(ng·mL^{-1})	2.07	2.03	2.16	1.96	1.98	2.04	3.91
	准确度/%	101.70	99.40	105.80	95.90	96.80	99.92	4.00
柚皮素	浓度/(ng·mL^{-1})	2.03	2.05	2.02	1.89	1.90	1.98	3.87
	准确度/%	99.60	100.70	98.90	92.60	92.90	96.94	4.00

（4）基质效应、提取回收率考察。

对照品溶液线性（Sol）：分别向离心管中加入指定浓度的柚皮苷/柚皮素和内标溶液各 10 μL，然后加入流动相 70 μL，混匀即得。

空白血浆提取后加对照溶液后制备的线性（SAE）：取空白血浆 100 μL，加入 β-葡萄糖醛酸酶 10 μL（10 U/μL），混匀，37 ℃水浴 2 h。取出后，加入 50% 甲醇水溶液（V/V）20 μL，混匀后加入 2% 甲酸 6 μL 酸化后，加入乙酸乙酯 1000 μL，涡旋 3 min，10000 r/min 离心 10 min，转移上清液至新离心管中，挥干后，分别加入指定浓度的柚皮苷/柚皮素和内标对照品溶液各 10 μL，加入 70 μL 流动相，超声 30 s 后涡旋 3 min 复溶，13000 r/min 离心 10 min 后取 10 μL 上清液进样测定。

空白血浆加对照品溶液后提取线性（Blank），同线性样品制备方法。

用相同浓度下不同线性样品测得的峰面积进行计算，基质效应（%）$= A_{SAE} \div A_{Sol} \times 100\%$，提取回收率（%）$= A_{Blank} \div A_{SAE} \times 100\%$。

结果（表 1-30）表明：该方法下的高、中、低 3 种浓度的柚皮苷、柚皮素和内标的基质效应为 90%～115%。柚皮苷提取回收率为 60%～70%，柚皮素提取回收率为 90%～100%，异槲皮苷提取回收率为 68.74%，提取率稳定。

（5）精密度和准确度。制备 QC 样品，每个浓度平行 5 份，计算日内精密度和准确度；连续测定 3 天，计算日间精密度。结果（表 1-31～表 1-34）表明：柚皮苷和柚皮素的日内精密度 RSD 值均小于 10%，符合生物样品测定要求；其日间精密度 RSD 均小于 10%，符合生物样品测定要求。

表1-30 Beagle犬血浆中柚皮苷、柚皮素基质效应及提取回收率

样品	浓度/(ng·mL⁻¹)	峰面积						RSD/%	ME/%
		1	2	3	4	5	平均值		
Sol									
柚皮苷	5.09	984.18	1025.72	930.42	993.35	963.40	979.41	3.62	111.93
	50.90	9034.50	9091.11	9199.05	9482.59	9315.72	9224.59	1.95	98.35
	509.00	92521.51	94722.53	95179.98	96473.67	94628.11	94705.16	1.51	99.02
柚皮素	5.10	984.39	925.54	880.94	931.34	929.13	930.27	3.94	95.17
	51.00	8518.21	8504.79	8598.43	8428.34	8257.85	8461.53	1.52	92.38
	510.00	81753.04	82884.22	83360.58	81912.41	80987.27	82179.50	1.15	91.88
IS		47137.03	46040.11	46325.72	46486.39	47054.38	46608.73	1.02	104.27
SAE									RE/%
柚皮苷	5.09	1149.90	1142.70	1014.10	1115.53	1058.89	1096.22	5.31	61.61
	50.90	9771.89	9109.83	8876.99	8782.87	8819.47	9072.21	4.53	67.46
	509.00	103243.64	91198.13	88928.41	92237.54	93291.84	93779.91	5.90	69.42
柚皮素	5.10	880.86	924.67	919.59	847.98	853.42	885.30	4.05	90.87
	51.00	7859.96	8561.25	7453.14	7914.89	7292.82	7816.41	6.31	93.96
	510.00	80071.32	72675.90	77986.98	72235.21	74576.75	75509.23	4.52	91.17
IS		51925.49	41413.44	49914.44	49868.51	49880.26	48600.43	8.46	68.74
Blank									
柚皮苷	5.09	673.84	666.99	668.73	689.55	677.69	675.36	1.33	
	50.90	6146.41	5903.27	6237.63	6134.70	6179.83	6120.37	2.09	
	509.00	65068.47	68121.52	64756.71	64341.18	63213.65	65100.31	2.81	
柚皮素	5.10	838.00	761.07	884.72	790.50	748.01	804.46	7.04	
	51.00	7629.43	7188.24	7230.00	7378.98	7293.63	7344.06	2.38	
	510.00	66817.55	70523.27	68343.53	68309.89	70227.55	68844.36	2.22	
IS		33155.45	34218.37	33604.41	32579.23	33477.44	33406.98	1.80	

表1-31 Beagle 犬血浆中柚皮苷日内精密度和准确度

测试结果	浓度/(ng·mL⁻¹)	1	2	3	4	5	平均值	RSD/%
	5.09	4.77	4.96	4.98	5.07	5.05	4.97	2.39
精密度	50.90	47.34	47.26	50.18	48.83	49.79	48.68	2.78
	509.00	527.69	551.20	517.42	513.10	512.32	524.35	3.09
	5.09	93.70	97.50	97.80	99.60	99.30	97.58	2.41
准确度	50.90	93.00	92.90	98.60	95.90	97.80	95.64	2.76
	509.00	103.70	108.30	101.70	100.80	100.70	103.04	3.08

表1-32 Beagle 犬血浆中柚皮苷日间精密度

浓度/(ng·mL⁻¹)	天数	1	2	3	4	5	平均值	RSD/%
	day 1	4.77	4.96	4.98	5.07	5.05	4.97	
5.09	day 2	5.32	5.40	4.31	5.41	5.12	5.11	8.42
	day 3	4.61	5.60	5.73	4.53	5.71	5.24	
	day 1	47.34	47.26	50.18	48.83	49.79	48.68	
50.90	day 2	45.18	45.16	44.92	51.08	53.99	48.07	5.48
	day 3	50.23	48.52	51.97	49.19	51.73	50.33	
	day 1	527.69	551.20	517.42	513.10	512.32	524.35	
509.00	day 2	524.42	531.65	538.11	532.74	566.46	538.68	4.48
	day 3	526.44	543.27	565.80	485.96	577.12	539.72	

表1-33 Beagle 犬血浆中柚皮素日内精密度

测量结果	浓度/(ng·mL⁻¹)	1	2	3	4	5	平均值	RSD/%
	5.10	4.91	4.63	5.50	4.77	4.55	4.87	7.74
精密度	51.00	50.50	49.45	49.96	50.47	50.49	50.17	0.93
	510.00	467.40	492.22	471.04	469.90	490.99	478.31	2.55
	5.10	96.30	90.90	107.90	93.50	89.20	95.56	7.75
准确度	51.00	99.00	97.00	98.00	99.00	99.00	98.40	0.91
	510.00	91.60	96.50	92.40	92.10	96.30	93.78	2.57

表 1-34　Beagle 犬血浆中柚皮素日间精密度

浓度/(ng·mL^{-1})	天数	1	2	3	4	5	平均值	RSD/%
	day 1	4.91	4.63	5.50	4.77	4.55	4.87	
5.10	day 2	4.73	5.22	4.91	4.81	4.88	4.91	6.94
	day 3	5.10	5.39	5.12	5.73	5.46	5.36	
	day 1	50.50	49.45	49.96	50.47	50.49	50.17	
51.00	day 2	53.07	50.36	47.81	46.95	48.79	49.40	3.07
	day 3	49.51	48.10	50.84	47.97	49.76	49.24	
	day 1	467.40	492.22	471.04	469.90	490.99	478.31	
510.00	day 2	475.59	490.43	485.45	495.38	502.13	489.80	4.06
	day 3	441.44	470.79	497.63	435.58	478.08	464.70	

（6）稳定性试验。

含药生物样品冻融稳定性：取空白血浆 100 μL，分别加入指定浓度的柚皮苷/柚皮素对照品溶液 10 μL，混匀，每个浓度平行 9 份，将该含药血浆于 -20 ℃冻融 3 次（每次间隔 24 h），每次冻融后，测定，结果（表 1-35～表 1-36）表明：含药生物样品于 -20 ℃下冻融 3 次后，准确度均为 85%～110%，稳定性良好。

含药血浆室温放置稳定性：取空白血浆 100 μL，分别加入指定浓度的柚皮苷/柚皮素对照品溶液 10 μL，混合，分别于室温放置到指定时间（2 h、4 h、8 h）后，测定。结果（表 1-37～表 1-38）表明：测得不同浓度柚皮苷和柚皮素的 RSD 值均小于 10%，准确度为 85%～110%，血浆样品室温放置 8 h 内稳定。

样品复溶后室温放置稳定性：QC 样品复溶后室温放置，分别于 0 h、2 h、4 h、8 h、24 h，考察待测物的室温放置稳定性。结果（表 1-39～表 1-40）表明：样品复溶后，准确度为 85%～110%，在室温放置 24 h 内稳定。

血浆样品超低温冰箱（-70 ℃）长期放置稳定性：取 Beagle 犬空白血浆，每份 100 μL，按照 QC 样品加入指定浓度的柚皮苷、柚皮素对照品溶液，混匀后置于 -70 ℃冻存，在给定时间后取出，测定。结果（表 1-41～表 1-42）表明：不同浓度柚皮苷和柚皮素的准确度为 85%～110%，含药血浆在 -70 ℃长期放置 9 个月内稳定。

表1-35 Beagle犬血浆中柚皮苷冻融稳定性考察

冰融次数	L 理论浓度/(ng·mL⁻¹)	L 测定浓度/(ng·mL⁻¹)	L 平均值/(ng·mL⁻¹)	L 准确度/%	M 理论浓度/(ng·mL⁻¹)	M 测定浓度/(ng·mL⁻¹)	M 平均值/(ng·mL⁻¹)	M 准确度/%	H 理论浓度/(ng·mL⁻¹)	H 测定浓度/(ng·mL⁻¹)	H 平均值/(ng·mL⁻¹)	H 准确度/%
1次	5.09	5.40	5.04	99.02	50.90	45.16	47.05	92.44	509.00	531.65	534.17	104.94
		4.31				44.92				538.11		
		5.41				51.08				532.74		
2次		5.25	5.23	102.82		53.05	51.32	100.83		531.58	528.17	103.77
		5.02				53.72				525.00		
		5.43				47.19				527.92		
3次		4.74	5.25	103.21		50.49	50.41	99.04		555.87	549.30	107.92
		5.46				50.30				564.35		
		5.56				50.44				527.67		

表 1-36　Beagle 犬血浆中柚皮素冻融稳定性考察

冰融次数	L				M				H			
	理论浓度/(ng·mL⁻¹)	测定浓度/(ng·mL⁻¹)	平均值/(ng·mL⁻¹)	准确度/%	理论浓度/(ng·mL⁻¹)	测定浓度/(ng·mL⁻¹)	平均值/(ng·mL⁻¹)	准确度/%	理论浓度/(ng·mL⁻¹)	测定浓度/(ng·mL⁻¹)	平均值/(ng·mL⁻¹)	准确度/%
1 次	5.10	5.22 4.91 4.81	4.98	97.65	51.00	50.36 47.81 46.95	48.37	94.85	510.00	490.43 485.45 495.38	490.42	96.16
2 次		4.52 4.41 4.41	4.45	87.19		51.92 49.42 47.95	49.76	97.58		480.07 475.53 473.67	476.42	93.42
3 次		5.60 5.41 4.95	5.32	104.31		48.80 48.38 50.96	49.38	96.82		467.75 492.15 441.49	467.13	91.59

表1-37 Beagle 犬血浆中柚皮苷室温放置稳定性考察

放置时间	L				M				H			
	理论浓度/ (ng·mL^{-1})	测定浓度/ (ng·mL^{-1})	平均值/ (ng·mL^{-1})	准确度/ %	理论浓度/ (ng·mL^{-1})	测定浓度/ (ng·mL^{-1})	平均值/ (ng·mL^{-1})	准确度/ %	理论浓度/ (ng·mL^{-1})	测定浓度/ (ng·mL^{-1})	平均值/ (ng·mL^{-1})	准确度/ %
0 h	5.09	5.40	5.04	99.02	50.90	45.16	47.05	92.44	509.00	531.65	534.17	104.94
		4.31				44.92				538.11		
		5.41				51.08				532.74		
2 h		5.49	5.27	103.60		45.90	48.96	96.19		536.75	539.45	105.98
		4.33				47.70				535.06		
		6.00				53.28				546.53		
4 h		5.10	5.49	107.79		56.71	50.05	98.32		542.44	541.49	106.38
		5.35				45.88				536.39		
		6.01				47.55				545.63		
8 h		5.60	5.44	106.88		54.57	49.68	97.60		530.28	535.63	105.23
		5.21				46.43				542.13		
		5.51				48.04				534.47		

表1-38 Beagle犬血浆中柚皮素室温放置稳定性考察

放置时间	L				M				H			
	理论浓度/(ng·mL⁻¹)	测定浓度/(ng·mL⁻¹)	平均值/(ng·mL⁻¹)	准确度/%	理论浓度/(ng·mL⁻¹)	测定浓度/(ng·mL⁻¹)	平均值/(ng·mL⁻¹)	准确度/%	理论浓度/(ng·mL⁻¹)	测定浓度/(ng·mL⁻¹)	平均值/(ng·mL⁻¹)	准确度/%
0 h	5.10	5.22 4.91 4.81	4.98	97.65	51.00	50.36 47.81 46.95	48.37	94.85	510.00	490.43 485.45 495.38	490.42	96.16
2 h		4.83 4.92 4.83	4.86	95.29		50.43 50.11 49.43	49.99	98.02		499.35 496.14 505.37	500.29	98.10
4 h		4.89 5.14 5.18	5.07	99.41		50.87 49.01 50.25	50.04	98.12		506.09 496.16 493.49	498.58	97.76
8 h		4.18 4.69 4.79	4.55	89.28		50.03 47.84 49.20	49.02	96.12		483.23 481.01 482.31	482.18	94.55

表1-39 Beagle犬血浆中柚皮苷复溶后室温放置稳定性

放置时间	L				M				H			
	理论浓度/(ng·mL⁻¹)	测定浓度/(ng·mL⁻¹)	平均值/(ng·mL⁻¹)	准确度/%	理论浓度/(ng·mL⁻¹)	测定浓度/(ng·mL⁻¹)	平均值/(ng·mL⁻¹)	准确度/%	理论浓度/(ng·mL⁻¹)	测定浓度/(ng·mL⁻¹)	平均值/(ng·mL⁻¹)	准确度/%
0 h	5.09	5.60	5.29	103.86	50.90	48.52	49.89	98.02	509.00	543.27	531.68	104.46
		5.73				51.97				565.80		
		4.53				49.19				485.96		
2 h		5.75	5.37	105.44		48.57	49.73	97.70		562.01	541.49	106.38
		4.76				50.93				563.83		
		5.59				49.69				498.63		
4 h		5.46	5.34	104.85		49.08	49.10	96.46		550.84	553.47	108.74
		4.97				51.00				548.97		
		5.58				47.22				560.61		
8 h		5.33	5.30	104.19		52.78	50.72	99.65		545.02	529.87	104.10
		5.09				49.40				540.34		
		5.49				49.99				504.26		
24 h		4.73	5.16	101.44		48.68	48.75	95.77		505.85	496.69	97.58
		5.92				48.15				456.06		
		4.84				49.41				528.16		

表 1-40　Beagle 大血浆中柚皮素复溶后室温放置稳定性

放置时间	L				M				H			
	理论浓度/(ng·mL⁻¹)	测定浓度/(ng·mL⁻¹)	平均值/(ng·mL⁻¹)	准确度/%	理论浓度/(ng·mL⁻¹)	测定浓度/(ng·mL⁻¹)	平均值/(ng·mL⁻¹)	准确度/%	理论浓度/(ng·mL⁻¹)	测定浓度/(ng·mL⁻¹)	平均值/(ng·mL⁻¹)	准确度/%
0 h	5.10	5.39	5.41	106.14	51.00	48.10	48.97	96.02	510.00	470.79	468.00	91.76
		5.12				50.84				497.63		
		5.73				47.97				435.58		
2 h		5.65	5.52	108.30		45.65	47.53	93.19		479.52	468.31	91.82
		5.27				49.82				488.34		
		5.65				47.11				437.06		
4 h		5.31	5.25	102.88		49.37	47.72	93.57		458.61	472.51	92.65
		5.32				48.68				467.65		
		5.11				45.11				491.28		
8 h		5.51	5.39	105.69		50.16	48.22	94.54		462.27	453.39	88.90
		5.02				47.81				462.67		
		5.64				46.68				435.24		
24 h		5.74	5.36	105.16		47.00	48.67	95.42		464.09	472.44	92.63
		5.10				49.60				508.19		
		5.25				49.40				445.03		

表1-41 Beagle 犬血浆中柚皮苷（-70 ℃）长期放置稳定性

放置时间	L 理论浓度/(ng·mL⁻¹)	L 测定浓度/(ng·mL⁻¹)	L 平均值/(ng·mL⁻¹)	L 准确度/%	M 理论浓度/(ng·mL⁻¹)	M 测定浓度/(ng·mL⁻¹)	M 平均值/(ng·mL⁻¹)	M 准确度/%	H 理论浓度/(ng·mL⁻¹)	H 测定浓度/(ng·mL⁻¹)	H 平均值/(ng·mL⁻¹)	H 准确度/%
0 h	5.09	4.96	5.00	98.30	50.90	47.26	48.76	95.79	509.00	551.20	527.24	103.58
		4.98				50.18				517.42		
		5.07				48.83				513.10		
1 h		5.05	5.13	100.79		51.19	50.05	98.32		539.83	525.72	103.29
		4.84				48.10				517.39		
		5.50				50.85				519.95		
3 h		4.62	5.06	99.35		51.53	51.99	102.13		564.88	566.82	111.36
		5.72				51.03				566.21		
		4.83				53.40				569.36		
6 h		4.48	4.59	90.11		54.87	54.77	107.60		514.78	524.78	103.10
		4.88				54.84				525.84		
		4.40				54.60				533.73		
9 h		4.54	5.13	100.72		48.82	48.89	96.05		507.39	504.94	99.20
		5.21				49.23				500.33		
		5.63				48.62				507.10		

表1-42　血浆样品（-70℃）长期放置稳定性（柚皮素）

放置时间	L				M				H			
	理论浓度/(ng·mL^{-1})	测定浓度/(ng·mL^{-1})	平均值/(ng·mL^{-1})	准确度/%	理论浓度/(ng·mL^{-1})	测定浓度/(ng·mL^{-1})	平均值/(ng·mL^{-1})	准确度/%	理论浓度/(ng·mL^{-1})	测定浓度/(ng·mL^{-1})	平均值/(ng·mL^{-1})	准确度/%
0 h	5.10	4.63	4.97	97.39	51.00	49.45	49.96	97.96	510.00	492.22	477.72	93.67
		5.50				49.96				471.04		
		4.77				50.47				469.90		
1 h		4.40	4.34	85.16		54.22	53.42	104.75		482.64	478.45	93.81
		4.31				52.14				476.02		
		4.32				53.90				476.69		
3 h		5.58	5.34	104.71		51.49	51.86	101.68		487.09	501.51	98.34
		5.24				51.30				522.24		
		5.20				52.78				495.21		
6 h		5.61	5.58	109.35		45.18	46.06	90.32		502.73	508.05	99.62
		5.55				47.45				504.90		
		5.57				45.56				516.51		
9 h		4.62	4.89	95.95		47.07	48.42	94.95		526.31	503.55	98.74
		4.95				51.25				478.63		
		5.11				46.95				505.71		

（四） 数据处理

血浆样品以柚皮苷及其代谢产物柚皮素为目标化合物进行测定，柚皮苷、柚皮素的浓度测定数据由 Agilent MassHunter Quantitative Analysis 计算；将柚皮素等摩尔折算成柚皮苷后获得总柚皮苷的浓度，将之输入药代动力学软件 DAS 2.0，采用统计矩统计法统计。受试动物给药后的 AUC_{0-t}、C_{max} 和 T_{max} 采用（均数 ± 标准差）进行描述。C_{max} 和 T_{max} 的值从数据中直接读出。雌、雄差异比较采用 SPSS16.0 软件独立样本 t-test 进行统计。

【实验结果】

（一） 各给药组血药浓度与药动参数

未知样品测定按照"血浆样品处理"项下操作，每个分析批制备一条标准曲线，同时制备低、中、高 3 个浓度的 QC 样品，每个浓度的 QC 样品进行双样本分析。根据每一分析批的标准曲线计算 QC 样品和未知样品的浓度。上述 QC 样品中最多允许两个不同浓度的样品超出理论值的 15%，否则此批数据无效。

Beagle 犬灌胃给予柚皮苷后，血浆中柚皮苷原型与活性代谢物柚皮素同时存在。各给药组柚皮苷、柚皮素血药浓度见表 1-43 ～ 表 1-57，血药浓度—时间曲线见图 1-8 ～ 图 1-12。

表 1-43　静脉注射组柚皮苷药动参数

参数单位	$AUC_{0-t}/$ $[\mu g \cdot (L^{-1} \cdot h^{-1})]$	$AUC_{0-\infty}/$ $[\mu g \cdot (L^{-1} \cdot h^{-1})]$	$t_{1/2}/h$	T_{max}/h	$C_{max}/$ $(\mu g \cdot L^{-1})$
No. 1	2347.10	2354.80	1.83	0.08	4541.10
No. 2	2676.05	2680.03	1.30	0.08	6262.40
No. 3	2741.02	2744.63	1.99	0.08	6429.90
No. 4	2754.45	2763.99	1.08	0.08	5494.90
No. 5	3320.10	3322.62	1.17	0.08	7064.40
No. 6	3335.73	3339.85	1.28	0.08	5032.30
Mean	2862.41	2867.65	1.44	0.08	5804.17
SD	389.92	388.35	0.38	0.00	946.20

注：对 AUC_{0-t}、$t_{1/2}$、T_{max}、C_{max} 等主要药动学参数进行独立样本 t 检验，$p > 0.05$，表示雌、雄之间药动学参数没有统计学差异。

表 1-44　静脉注射组柚皮素药动参数

参数单位	$AUC_{0-t}/$ $[\mu g \cdot (L^{-1} \cdot h^{-1})]$	$AUC_{0-\infty}/$ $[\mu g \cdot (L^{-1} \cdot h^{-1})]$	$t_{1/2}/h$	T_{max}/h	$C_{max}/$ $(\mu g \cdot L^{-1})$
No. 1	117.36	181.54	1.82	12.00	24.02
No. 2	237.62	329.55	9.21	8.00	53.86
No. 3	153.02	264.05	7.44	8.00	19.76
No. 4	177.06	358.49	6.01	8.00	26.73
No. 5	216.40	224.92	1.64	6.00	43.31
No. 6	176.37	267.15	1.79	0.75	42.20
Mean	179.64	270.95	4.65	7.13	34.98
SD	43.17	65.23	3.34	3.69	13.40

　　注：对 AUC_{0-t}、$t_{1/2}$、T_{max}、C_{max} 等主要药动学参数进行独立样本 t 检验，$p > 0.05$，表示雌、雄之间药动学参数没有统计学差异。

表 1-45　静脉注射组总柚皮苷药动参数

参数单位	$AUC_{0-t}/$ $[\mu g \cdot (L^{-1} \cdot h^{-1})]$	$AUC_{0-\infty}/$ $[\mu g \cdot (L^{-1} \cdot h^{-1})]$	$t_{1/2}/h$	T_{max}/h	$C_{max}/$ $(\mu g \cdot L^{-1})$
No. 1	2520.86	2780.94	3.80	0.08	4541.10
No. 2	3168.37	3193.92	1.31	0.08	6262.40
No. 3	3011.38	3497.55	10.19	0.08	6429.90
No. 4	3065.06	3090.40	1.51	0.08	5494.90
No. 5	3709.29	3723.82	1.53	0.08	7064.40
No. 6	3584.95	3897.02	3.08	0.08	5032.30
Mean	3176.65	3363.94	3.57	0.08	5804.17
SD	429.03	418.37	3.40	0.00	946.20

　　注：对 AUC_{0-t}、$t_{1/2}$、T_{max}、C_{max} 等主要药动学参数进行独立样本 t 检验，$p > 0.05$，表示雌、雄之间药动学参数没有统计学差异。

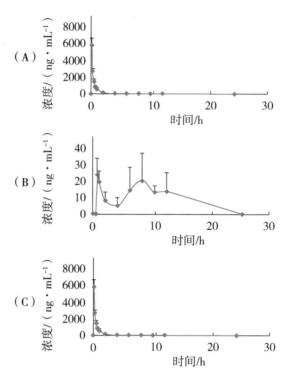

图 1-8 静脉注射组柚皮苷（A）、柚皮素（B）和总柚皮苷（C）血药浓度－时间曲线

表 1-46 3.1 mg/kg 剂量组柚皮苷药动参数

参数单位	$AUC_{0-t}/$ [μg·(L⁻¹·h⁻¹)]	$AUC_{0-\infty}/$ [μg·(L⁻¹·h⁻¹)]	$t_{1/2}/h$	T_{max}/h	$C_{max}/$ (μg·L⁻¹)
No. 1	216.53	259.19	4.48	1.50	46.72
No. 2	102.71	110.56	2.06	1.50	49.56
No. 3	124.63	126.59	2.01	1.50	32.42
No. 4	94.54	102.46	3.14	1.50	31.50
No. 5	196.81	204.37	1.93	1.00	51.27
No. 6	186.64	188.36	5.71	1.00	27.76
Mean	153.64	165.26	3.22	1.33	39.87
SD	52.60	62.16	1.57	0.26	10.42

注：对 AUC_{0-t}、$t_{1/2}$、T_{max}、C_{max}、DF 等主要药动学参数进行独立样本 t 检验，$p > 0.05$，表示雌、雄性别之间药动学参数没有统计学差异。

表 1-47 3.1 mg/kg 剂量组柚皮素药动参数

参数单位	$AUC_{0-t}/$ $[\mu g \cdot (L^{-1} \cdot h^{-1})]$	$AUC_{0-\infty}/$ $[\mu g \cdot (L^{-1} \cdot h^{-1})]$	$t_{1/2}/h$	T_{max}/h	$C_{max}/$ $(\mu g \cdot L^{-1})$
No. 1	268.32	656.10	12.38	6.00	38.32
No. 2	146.22	315.57	5.92	6.00	32.45
No. 3	149.43	209.80	3.49	6.00	27.68
No. 4	166.31	184.75	2.66	4.00	53.37
No. 5	151.07	231.50	2.65	6.00	32.21
No. 6	69.53	101.61	4.46	6.00	12.50
Mean	158.48	283.22	5.26	5.67	32.76
SD	63.76	195.36	3.70	0.82	13.36

注：对 AUC_{0-t}、$t_{1/2}$、T_{max}、C_{max}、DF 等主要药动学参数进行独立样本 t 检验，$p > 0.05$，表示雌、雄性别之间药动学参数没有统计学差异。

表 1-48 3.1 mg/kg 剂量组总柚皮苷药动参数

参数单位	$AUC_{0-t}/$ $[\mu g \cdot (L^{-1} \cdot h^{-1})]$	$AUC_{0-\infty}/$ $[\mu g \cdot (L^{-1} \cdot h^{-1})]$	$t_{1/2}/h$	T_{max}/h	$C_{max}/$ $(\mu g \cdot L^{-1})$
No. 1	788.68	1642.90	10.92	6.00	98.41
No. 2	398.70	833.31	6.78	6.00	69.19
No. 3	418.75	440.88	1.94	6.00	64.59
No. 4	415.64	416.94	1.10	4.00	123.83
No. 5	465.65	949.47	7.27	6.00	68.68
No. 6	410.11	445.03	9.76	1.00	27.76
Mean	482.92	788.09	6.30	4.83	75.41
SD	151.54	476.40	4.01	2.04	32.70

注：对 AUC_{0-t}、$t_{1/2}$、T_{max}、C_{max} 等主要药动学参数进行独立样本 t 检验，$p > 0.05$，表示雌、雄性别之间药动学参数没有统计学差异。

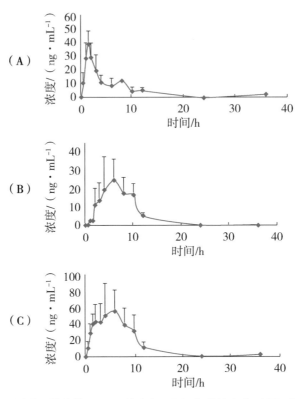

图1-9 3.1 mg/kg 剂量组柚皮苷（A）、柚皮素（B）和总柚皮苷（C）血药浓度－时间曲线

表1-49 12.4 mg/kg 剂量组柚皮苷药动参数

参数单位	AUC_{0-t}/ [$\mu g \cdot (L^{-1} \cdot h^{-1})$]	$AUC_{0-\infty}$/ [$\mu g \cdot (L^{-1} \cdot h^{-1})$]	$t_{1/2}$/h	T_{max}/h	C_{max}/ ($\mu g \cdot L^{-1}$)
No. 1	141.68	169.24	3.60	1.00	63.22
No. 2	161.21	162.16	4.19	0.50	79.82
No. 3	284.64	284.64	1.52	1.50	97.55
No. 4	118.86	163.43	1.92	1.00	47.93
No. 5	232.86	246.66	5.77	1.00	68.02
No. 6	149.72	171.26	3.17	1.00	64.62
Mean	181.49	199.56	3.36	1.00	70.19
SD	63.57	52.69	1.56	0.32	16.86

注：对 AUC_{0-t}、$t_{1/2}$、T_{max}、C_{max}、DF 等主要药动学参数进行独立样本 t 检验，$p > 0.05$，表示雌、雄性别之间药动学参数没有统计学差异。

表 1-50 12.4 mg/kg 剂量组柚皮素药动参数

参数单位	$AUC_{0-t}/$ [$\mu g \cdot (L^{-1} \cdot h^{-1})$]	$AUC_{0-\infty}/$ [$\mu g \cdot (L^{-1} \cdot h^{-1})$]	$t_{1/2}/h$	T_{max}/h	$C_{max}/$ ($\mu g \cdot L^{-1}$)
No. 1	375.93	395.24	6.62	6.00	45.94
No. 2	199.67	213.52	1.66	4.00	67.21
No. 3	449.79	906.35	1.87	8.00	91.61
No. 4	420.28	503.70	2.62	4.00	106.99
No. 5	663.21	674.34	1.03	6.00	110.06
No. 6	440.72	440.73	1.21	8.00	70.88
Mean	424.93	522.31	2.50	6.00	82.12
SD	148.87	240.46	2.09	1.79	25.09

注：对 AUC_{0-t}、$t_{1/2}$、T_{max}、C_{max}、DF 等主要药动学参数进行独立样本 t 检验，$p > 0.05$，表示雌、雄性别之间药动学参数没有统计学差异。

表 1-51 12.4 mg/kg 剂量组总柚皮苷药动参数

参数单位	$AUC_{0-t}/$ [$\mu g \cdot (L^{-1} \cdot h^{-1})$]	$AUC_{0-\infty}/$ [$\mu g \cdot (L^{-1} \cdot h^{-1})$]	$t_{1/2}/h$	T_{max}/h	$C_{max}/$ ($\mu g \cdot L^{-1}$)
No. 1	929.16	969.83	6.51	6.00	97.96
No. 2	651.24	672.15	5.91	4.00	147.77
No. 3	1693.12	1724.19	3.25	8.00	195.34
No. 4	984.56	1144.12	2.46	4.00	244.37
No. 5	1676.88	1708.61	3.49	6.00	234.69
No. 6	1083.49	1083.52	1.19	8.00	155.09
Mean	1169.74	1217.07	3.80	6.00	179.20
SD	424.16	419.53	2.04	1.79	56.14

注：对 AUC_{0-t}、$t_{1/2}$、T_{max}、C_{max} 等主要药动学参数进行独立样本 t 检验，$p > 0.05$，表示雌、雄性别之间药动学参数没有统计学差异。

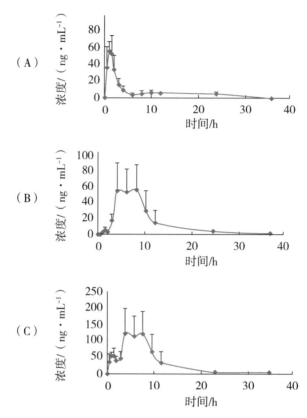

图 1-10　12.4 mg/kg 剂量组柚皮苷（A）、柚皮素（B）和总柚皮苷（C）血药浓度 – 时间曲线

表 1-52　49.6 mg/kg 剂量组柚皮苷药动参数

参数单位	AUC_{0-t}/ [μg·(L^{-1}·h^{-1})]	$AUC_{0-\infty}$/ [μg·(L^{-1}·h^{-1})]	$t_{1/2}$/h	T_{max}/h	C_{max}/ (μg·L^{-1})
No. 1	139.46	144.29	1.05	1.50	63.86
No. 2	172.07	181.55	3.12	0.50	50.33
No. 3	231.51	246.15	2.46	0.50	55.51
No. 4	122.04	126.20	1.96	1.50	56.08
No. 5	346.16	383.53	1.00	1.00	209.63
No. 6	277.07	289.89	1.21	1.00	205.73
Mean	214.72	228.60	1.80	1.00	106.86
SD	86.62	97.85	0.87	0.45	78.23

　　注：对 AUC_{0-t}、$t_{1/2}$、T_{max}、C_{max}、DF 等主要药动学参数进行独立样本 t 检验，$p > 0.05$，表示雌、雄性别之间药动学参数没有统计学差异。

表 1-53　49.6 mg/kg 剂量组柚皮素药动参数

参数单位	$AUC_{0-t}/$ $[\mu g \cdot (L^{-1} \cdot h^{-1})]$	$AUC_{0-\infty}/$ $[\mu g \cdot (L^{-1} \cdot h^{-1})]$	$t_{1/2}/h$	T_{max}/h	$C_{max}/$ $(\mu g \cdot L^{-1})$
No. 1	1480.08	3287.86	2.44	10.00	276.42
No. 2	634.82	1106.98	8.90	6.00	189.31
No. 3	1125.28	1145.84	1.40	4.00	250.29
No. 4	840.41	890.66	1.73	6.00	208.73
No. 5	665.02	680.90	1.52	4.00	132.11
No. 6	1320.11	1320.36	2.70	8.00	166.20
Mean	1010.95	1405.44	3.12	6.33	203.84
SD	351.84	948.39	2.88	2.34	53.33

注：对 AUC_{0-t}、$t_{1/2}$、T_{max}、C_{max}、DF 等主要药动学参数进行独立样本 t 检验，$p > 0.05$，表示雌、雄性别之间药动学参数没有统计学差异。

表 1-54　49.6 mg/kg 剂量组总柚皮苷药动参数

参数单位	$AUC_{0-t}/$ $[\mu g \cdot (L^{-1} \cdot h^{-1})]$	$AUC_{0-\infty}/$ $[\mu g \cdot (L^{-1} \cdot h^{-1})]$	$t_{1/2}/h$	T_{max}/h	$C_{max}/$ $(\mu g \cdot L^{-1})$
No. 1	3280.13	7187.64	2.59	10.00	589.42
No. 2	1521.27	1761.29	2.42	6.00	423.26
No. 3	2626.62	2679.81	1.46	4.00	574.85
No. 4	1909.07	2025.54	1.78	6.00	445.08
No. 5	1721.84	1755.71	1.52	4.00	307.77
No. 6	3082.28	3082.77	2.66	8.00	354.40
Mean	2356.87	3082.13	2.07	6.33	449.13
SD	742.08	2080.26	0.55	2.34	114.13

注：对 AUC_{0-t}、$t_{1/2}$、T_{max}、C_{max} 等主要药动学参数进行独立样本 t 检验，$p > 0.05$，表示雌、雄性别之间药动学参数没有统计学差异。

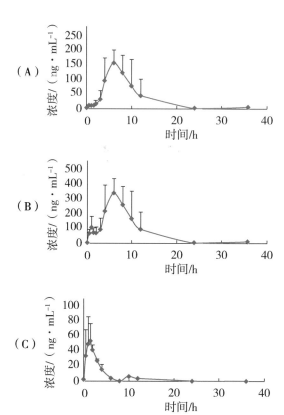

图 1-11　49.6 mg/kg 剂量组柚皮苷（A）、柚皮素（B）和总柚皮苷

（C）血药浓度－时间曲线

表1-55 多次给药组末次给药柚皮苷药动参数

参数 单位	$AUC_{ss}/$ $[\mu g \cdot (L^{-1} \cdot h^{-1})]$	$AUC_{0-t}/$ $[\mu g \cdot (L^{-1} \cdot h^{-1})]$	$AUC_{0-\infty}/$ $[\mu g \cdot (L^{-1} \cdot h^{-1})]$	$t_{1/2}/h$	T_{max}/h	$C_{max}/$ $(\mu g \cdot L^{-1})$	$C_{min}/$ $(\mu g \cdot L^{-1})$	$C_{av}/$ $(\mu g \cdot L^{-1})$	DF
No.1	130.85	130.85	149.18	1.65	2.00	40.63	0.00	16.36	2.48
No.2	133.62	133.62	140.80	1.27	1.50	41.04	2.14	16.70	2.33
No.3	97.24	97.24	104.58	1.10	3.00	29.74	0.00	12.16	2.45
No.4	184.90	184.90	203.47	1.02	1.00	114.94	2.27	23.11	4.88
No.5	145.90	171.19	188.04	3.16	1.00	47.56	2.18	18.24	2.49
No.6	183.90	298.80	300.92	1.46	1.50	92.97	0.00	22.99	4.04
Mean	146.07	169.43	181.16	1.61	1.67	61.15	1.10	18.26	3.11
SD	33.79	70.66	68.42	0.80	0.75	34.36	1.20	4.22	1.08

注：对 AUC_{0-t}、$t_{1/2}$、T_{max}、C_{max}、DF 等主要药动学参数进行独立样本 t 检验，$p>0.05$，表示雌、雄性别之间药动学参数没有统计学差异。

表 1-56 多次给药组末次给药柚皮素药动参数

参数 单位	AUC_{ss} $[\mu g \cdot (L^{-1} \cdot h^{-1})]$	AUC_{0-t} $[\mu g \cdot (L^{-1} \cdot h^{-1})]$	$AUC_{0-\infty}$ $[\mu g \cdot (L^{-1} \cdot h^{-1})]$	$t_{1/2}$/h	T_{max}/h	C_{max} $(\mu g \cdot L^{-1})$	C_{min} $(\mu g \cdot L^{-1})$	C_{av} $(\mu g \cdot L^{-1})$	DF
No. 1	295.97	326.30	341.35	2.51	6.00	50.85	57.78	37.00	-0.19
No. 2	433.66	525.03	538.05	2.34	6.00	79.29	68.72	54.21	0.20
No. 3	445.92	525.04	531.35	1.11	6.00	113.56	23.25	55.74	1.62
No. 4	404.56	691.79	708.38	3.82	6.00	104.55	47.65	50.57	1.13
No. 5	277.06	519.95	566.72	8.18	6.00	55.47	27.04	34.63	0.82
No. 6	534.93	723.66	946.57	4.09	6.00	98.99	126.53	66.87	-0.41
Mean	398.68	551.96	605.40	3.68	6.00	83.79	58.50	49.84	0.53
SD	97.36	143.13	204.08	2.46	0.00	26.29	37.64	12.17	0.79

注：对 AUC_{0-t}、$t_{1/2}$、T_{max}、C_{max}、DF 等主要药动学参数进行独立样本 t 检验，$p > 0.05$，表示雌、雄性别之间药动学参数没有统计学差异。

表 1-57 多次给药组末次给药总柚皮苷药动参数

参数 单位	AUC_{ss} / [$\mu g \cdot (L^{-1} \cdot h^{-1})$]	AUC_{0-t} / [$\mu g \cdot (L^{-1} \cdot h^{-1})$]	$AUC_{0-\infty}$ / [$\mu g \cdot (L^{-1} \cdot h^{-1})$]	$t_{1/2}$ /h	T_{max} /h	C_{max} / ($\mu g \cdot L^{-1}$)	C_{min} / ($\mu g \cdot L^{-1}$)	C_{av} / ($\mu g \cdot L^{-1}$)	DF
No. 1	765.49	830.16	853.94	2.17	1.50	122.60	123.21	95.69	-0.01
No. 2	1062.18	1257.00	1281.96	2.15	6.00	172.93	148.67	132.77	0.18
No. 3	1051.81	1220.51	1233.95	1.11	6.00	246.71	49.58	131.48	1.50
No. 4	1049.95	1662.42	1697.84	3.82	6.00	222.94	103.88	131.24	0.91
No. 5	741.42	1307.42	1406.17	8.11	6.00	123.01	59.84	92.68	0.68
No. 6	1292.61	1706.20	2181.55	4.09	0.50	240.23	269.81	161.58	-0.18
Mean	993.91	1330.62	1442.57	3.58	4.33	188.07	125.83	124.24	0.51
SD	207.99	322.40	453.52	2.49	2.60	56.79	79.89	26.00	0.64

注：对 AUC_{0-t}、$t_{1/2}$、T_{max}、C_{max}、DF 等主要药动学参数进行独立样本 t 检验，$p > 0.05$，表示雌、雄性别之间药动学参数没有统计学差异。

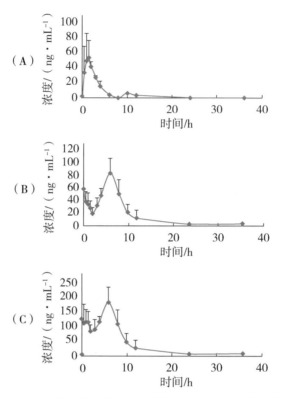

图1-12　多次给药组柚皮苷（A）、柚皮素（B）和总柚皮苷（C）
末次给药后血药浓度－时间曲线

（二）结果分析

1. 柚皮苷在 Beagle 犬体内生物利用度

前期药理研究表明柚皮苷和柚皮素均具有显著疗效，故研究将柚皮素等摩尔折算为柚皮苷后，以柚皮苷量总计进行统计柚皮苷在犬体内的绝对生物利用度（F）：
$F = 1169.74 \div 3176.65 \times 100 = 36.82\%$。

2. 不同给药剂量下线性吸收特征研究

Beagle 犬单次给予不同剂量（3.1 mg/kg、12.4 mg/kg、49.6 mg/kg）柚皮苷后，柚皮苷的 AUC_{0-t}、$AUC_{0-\infty}$ 和 C_{max} 随着给药剂量的增加而增加，但是其增加比例与剂量之间不呈线性关系。血浆中柚皮苷的血药浓度在 1 h 附近达到最大，但在 4 h 后，其血药浓度接近于定量下限，说明柚皮苷在 Beagle 犬体内消除较快。

Beagle 犬给予柚皮苷后，柚皮素 AUC_{0-t}、$AUC_{0-\infty}$ 和 C_{max} 与剂量之间呈近似线性关系，线性方程分别为 $AUC_{0-t} = 17.59 \times Dose + 149.6$（$r = 0.9928$）、$AUC_{0-\infty} =$

$24.021 \times \mathrm{Dose} + 215.73$（$r = 0.9999$）、$C_{\max} = 3.562 \times \mathrm{Dose} + 28.92$（$r = 0.9956$）。血浆中柚皮素的血药浓度在 $5 \sim 8$ h 附近达到最大，较柚皮苷明显延迟，主要是因为在 Beagle 犬体内柚皮苷一部分直接转化成柚皮素需要一定的延迟，同时由于柚皮苷的肝肠循环作用，胆汁中的柚皮苷再次进行体循环，转化成柚皮素也需要一定时间。导致柚皮素在体内的摩尔浓度较柚皮苷高，其 $T_{\max}$ 延长。3.1 mg/kg 剂量组和静脉注射中柚皮素的 $t_{1/2}$ 为 5 h 左右，12.4 mg/kg 和 49.6 mg/kg 剂量组中柚皮素的 $t_{1/2}$ 为 3 h 左右，这主要是由于 3.1 mg/kg 剂量组和静脉注射的 $C_{\max}$ 偏小，进行统计时消除相末端 5 个浓度斜率偏大，导致其 $t_{1/2}$ 偏大。

总柚皮苷 AUC_{0-t} 和 $C_{\max}$ 与剂量之间呈近似线性关系，线性方程分别为 $AUC_{0-t} = 37.903 \times \mathrm{Dose} + 514.01$（$r = 0.9838$）、$AUC_{0-\infty} = 49.536 \times \mathrm{Dose} + 620.24$（$r = 0.9999$）、$C_{\max} = 7.813 \times \mathrm{Dose} + 65.02$（$r = 0.9966$）。血浆中总柚皮苷的血药浓度在 6 h 附近达到最大，3.1 mg/kg 剂量组 $t_{1/2}$ 为 6 h 左右，12.4 mg/kg 和 49.6 mg/kg 剂量组中柚皮素的 $t_{1/2}$ 为 3 h 左右，与血浆中柚皮素的表现相同。

以口服给药中剂量（12.4 mg/kg）为例，给药后柚皮苷药时曲线图在 1 h 和 8 h 左右出现双峰现象，第二个峰远远低于第一个峰，这主要是由于肝肠循环导致。柚皮素的药时曲线图在 1.5 h 和 $6 \sim 8$ h 之间出现双峰现象，第一个峰远远低于第二个峰，这主要是因为第一个峰为柚皮苷在吸收过程中被水解为柚皮素，而第二个峰是由于肝肠循环导致。总柚皮苷的药时曲线图在给药后 1 h 和 6 h 出现双峰现象，主要是上述 2 种物质的作用叠加导致。

3. 稳态研究

对第 4、第 5、第 6、第 7 天的谷浓度进行 t 检验，结果表明：柚皮苷、柚皮素和总柚皮苷在给药第 4 天后，$p > 0.05$，无统计学差异，故该多次给药组第 4 天后达到稳态。对末次给药犬血药浓度进行 DAS 统计，首次给药和末次给药后柚皮苷、柚皮素和总柚皮苷的主要药代动力学参数见表 1-58 ～ 表 1-60。给药 4 h 后绝大多数测得浓度点接近定量下限，说明柚皮苷消除较快。在末次给药后 $6 \sim 10$ h 之间，柚皮苷血药浓度较首次给药降低，可能是由于多次给药过程对代谢柚皮苷的酶有诱导作用，加速了肝脏中柚皮苷的生物转化，导致其测定浓度低于定量下限，进而 $t_{1/2}$ 较首次给药减小。末次给药后柚皮素 AUC_{0-t} 为 551.96 ± 143.13 $\mu\mathrm{g} \cdot (\mathrm{L}^{-1} \cdot \mathrm{h}^{-1})$ 较首次给药 [AUC_{0-t} 为 424.93 ± 148.87 $\mu\mathrm{g} \cdot (\mathrm{L}^{-1} \cdot \mathrm{h}^{-1})$] 有增加，$C_{\max}$、$T_{\max}$ 和 $t_{1/2}$ 没有显著变化。总柚皮苷的 AUC_{0-t} 为 1330.62 ± 322.40 $\mu\mathrm{g} \cdot (\mathrm{L}^{-1} \cdot \mathrm{h}^{-1})$ 较首次给药 [AUC_{0-t} 为 1169.74 ± 424.16 $\mu\mathrm{g} \cdot (\mathrm{L}^{-1} \cdot \mathrm{h}^{-1})$] 有增加，$C_{\max}$、$T_{\max}$ 和 $t_{1/2}$ 没有显著变化。累积指数为 1.11 ± 0.32。

表1-58　首次、末次给药后，柚皮苷主要药代动力学参数

参数	首次给药	末次给药
$AUC_{0-t}/[\mu g \cdot (L^{-1} \cdot h^{-1})]$	181.49 ± 63.57	169.43 ± 70.66
$AUC_{0-\infty}/[\mu g \cdot (L^{-1} \cdot h^{-1})]$	199.56 ± 52.69	181.16 ± 68.42
$t_{1/2}/h$	3.36 ± 1.56	1.61 ± 0.80
T_{max}/h	1.00 ± 0.32	1.67 ± 0.75
$C_{max}/(\mu g \cdot L^{-1})$	70.19 ± 16.86	61.15 ± 34.36
DF		3.11 ± 1.08

表1-59　首次、末次给药后，柚皮素主要药代动力学参数

参数	首次给药	末次给药
$AUC_{0-t}/[\mu g \cdot (L^{-1} \cdot h^{-1})]$	424.93 ± 148.87	551.96 ± 143.13
$AUC_{0-\infty}/[\mu g \cdot (L^{-1} \cdot h^{-1})]$	522.31 ± 240.46	605.40 ± 204.08
$t_{1/2}/h$	2.50 ± 2.09	3.68 ± 2.46
T_{max}/h	6.00 ± 1.79	6.00 ± 0.00
$C_{max}/(\mu g \cdot L^{-1})$	82.12 ± 25.09	83.79 ± 26.29
DF		0.53 ± 0.79

表1-60　首次、末次给药后，总柚皮苷主要药代动力学参数

参数	首次给药	末次给药
$AUC_{0-t}/[\mu g \cdot (L^{-1} \cdot h^{-1})]$	1169.74 ± 424.16	1330.62 ± 322.40
$AUC_{0-\infty}/[\mu g \cdot (L^{-1} \cdot h^{-1})]$	1217.07 ± 419.53	1442.57 ± 453.52
$t_{1/2}/h$	3.80 ± 2.04	3.58 ± 2.49
T_{max}/h	6.00 ± 1.79	4.33 ± 2.60
$C_{max}/(\mu g \cdot L^{-1})$	179.20 ± 56.14	188.07 ± 56.79
DF		0.51 ± 0.64

第四节 总 结

1. 样品测定方法的建立

本研究建立了快速液相色谱 - 串联三重四级杆质谱联用法（HPLC - MS/MS）同时测定 SD 大鼠和 Beagle 犬血浆中柚皮苷、柚皮素的方法，并进行了方法学验证。本研究所建立的测定方法具有分析时间短、灵敏度高、选择性好等特点，完全符合体内生物样品测定方法的要求。

2. 柚皮苷在 SD 大鼠的吸收特征

SD 大鼠给予柚皮苷后，血液中存在少量的柚皮苷，主要以柚皮素的形式存在。本次实验将血液中柚皮素等摩尔折算成柚皮苷后，绘制了大鼠给予柚皮苷后总柚皮苷的血药浓度—时间曲线，计算了其主要药代动力学参数。SD 大鼠单次给予不同剂量柚皮苷后，雌、雄动物吸收没有显著差异（$p > 0.05$）。给药柚皮苷 10.5 mg/kg、21 mg/kg、42 mg/kg 后总柚皮苷药动学参数与剂量的线性方程分别为 $AUC_{0-t} = 275.9 \times Dose - 1851$（$r = 0.999$），$C_{max} = 62.53 \times Dose - 214.8$（$r = 0.998$）。当给药剂量增大到 168 mg/kg 后，$AUC_{0-t}$ 和 C_{max} 未成线性增加。生物利用度为 46.11%。多次给药后，血药浓度在给药第 5 天达到稳态。末次给药后 T_{max}、C_{max} 与首次给药比较没有明显变化，但 $t_{1/2}$ 较首次给药明显延长，AUC_{0-t} 增加，药物累积指数为 1.02。

3. 柚皮苷在 Beagle 犬体内的吸收特征

Beagle 犬给予柚皮苷后，血液中主要以柚皮苷和柚皮素的形式存在。单次给予不同剂量的柚皮苷后，雌、雄吸收没有显著差异（$p > 0.05$）。总柚皮苷 AUC_{0-t} 和 C_{max} 与剂量之间呈近似线性关系，线性方程分别为 $AUC_{0-t} = 37.903 \times Dose + 514.01$（$r = 0.9838$）、$C_{max} = 7.813 \times Dose + 65.02$（$r = 0.9966$）。按总柚皮苷计，药物生物利用度为 36.82%。Beagle 犬经口多次给予柚皮苷，血药浓度很快达到稳态。末次给药后，总柚皮苷的 AUC_{0-t} 为 1330.62 ± 322.40 μg·（$L^{-1} \cdot h^{-1}$）较首次给药 [1169.74 ± 424.16 μg·（$L^{-1} \cdot h^{-1}$）] 有增加，C_{max}、T_{max} 和 $t_{1/2}$ 没有显著变化。累积指数为 1.11 ± 0.32。

参考文献

［1］《化学药物非临床药代动力学研究技术指导原则》课题研究组. 化学药物非临床药代动力学研究技术指导原则［S］, 2005.

［2］LIN B Q, Li P B, WANG Y G, et al. The expectorant activity of naringenin［J］. Pulmonary pharmacology & therapeutics, 2008, 21（2）: 259 – 263.

［3］LUO Y L, ZHANG C C, LI P B, et al. Naringin attenuates enhanced cough, airway hyperresponsiveness and airway inflammation in a guinea pig model of chronic bronchitis induced by cigarette smoke［J］. International immunopharmacology, 2012, 13（3）: 301 – 307.

［4］NIE Y C, WU H, LI P B, et al. Naringin attenuates EGF – induced MUC5AC secretion in A549 cells by suppressing the cooperative activities of MAPKs – AP – 1 and IKKs – IκB – NF – κB signaling pathways. European journal of pharmacology.［J/OL］, 2012. http://dx. doi. org /10. 1016 /j. ejphar. 2012. 06. 040.

［5］徐叔云, 卞如濂, 陈修. 药理实验方法学［M］. 北京: 人民卫生出版社, 1985.

［6］曾佑炜, 赵金莲, 彭永宏. 黄酮的吸收和代谢研究进展［J］. 中草药, 2008, 39（3）: 460 – 464.

［7］WANG M J. Pharmacokinetics and conjugation metabolism of naringin and naringenin in rats after single dose and multiple dose administrations［J］. Journal of food and drug analysis, 2006, 14（3）: 247 – 253.

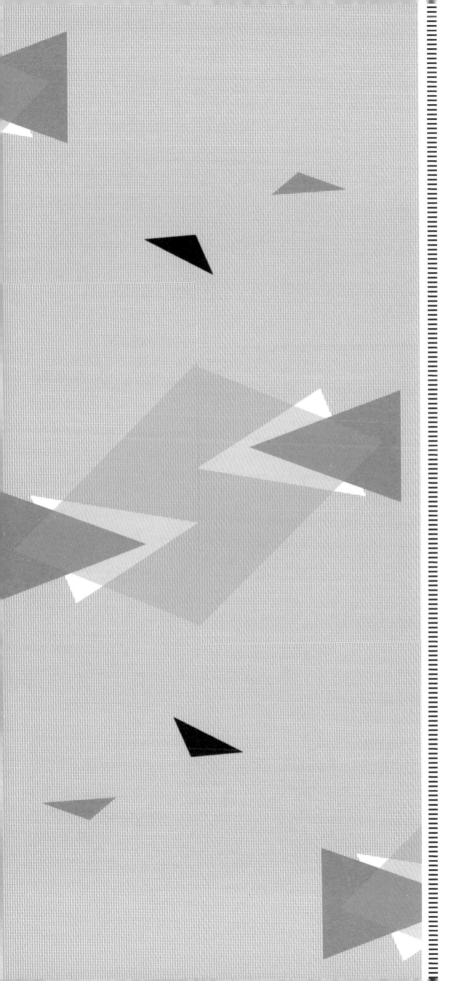

第二章　柚皮苷的组织分布研究

第一节 研 究 概 述

组织分布是新药开展非临床药代动力学研究的重要内容之一。药物在组织中的浓度，一方面与药理效应密切相关，有利于了解其作用部位及作用机制；另一方面有利于了解药物在体内的蓄积情况，为药物的毒理研究提供参考。参考药物血药 - 浓度时间曲线的变化规律，组织分布研究至少选取 3 个时间点分别代表吸收相、平衡相和消除相来考察药物在心、肝、脾、肺、肾的主要器官消除情况，尤其关注药物在效应靶器官和毒性靶器官的分布。

本研究选用 SD 大鼠为实验动物，在有效剂量下，测定了心、肝、脾、肺、肾、胃、肠、脂肪、脑、肌肉、睾丸、卵巢、气管 13 个组织中柚皮苷的浓度，为柚皮苷药效和毒理研究提供了参考。

第二节 SD 大鼠组织中柚皮苷、柚皮素测定方法的建立

【实验材料】

（一）仪器

仪器：1200SL HPLC - 6410 QQQ 液相 - 质谱联用仪（美国 Agilent 公司）；Centrifuge 5415R 台式高速冷冻离心机（德国 Eppendorf 公司）；Vortex - Genie 2 涡旋振荡器（美国 Scientific Industries 公司）；BP211D 电子分析天平（德国 Sartorius 公司）；系列精密移液器（法国 Gilson 公司、德国 Eppendorf 公司）；T10 basic 分散机（德国 IKA 公司）。

（二）对照品

柚皮苷对照品（批号：110722 - 200309、110722 - 200610，购于中国药品生物制品检定所，供含量测定用）；柚皮素对照品（N5893 - 1 g，购于 Sigma 公司，含

量≥95%，含量测定用，货号：035K1316）；异槲皮苷对照品（17793 - 50 mg，购于 Sigma 公司，含量≥90%，HPLC）；β - 葡萄糖苷酸酶（Type H - 1，购于 Sigma 公司，货号：G0751）。

（三）试剂

试剂：甲醇（色谱纯，B&J 公司）、乙酸乙酯（色谱纯，B&J 公司）；甲酸铵、甲基叔丁基醚（色谱纯，Sigma 公司）；Millipore 超纯水；氯化钠注射液（贵州天地药业有限责任公司，批号：0808172A）；聚乙二醇 400（广东光华化学厂有限公司，批号：20060311）。

（四）组织样品

SPF 级 SD 大鼠 12 只，雌、雄各半，200 ± 20 g，购自广东省医学实验动物中心［生产许可证号：SCXK（粤）2008—0002］，饲养于中山大学时珍堂 SPF 级动物房。

【实验部分】

（一）柚皮苷、柚皮素系列标准溶液及内标溶液的配制

柚皮苷储备液配制：取 105 ℃干燥至恒重的柚皮苷对照品约 10 mg，精密称定，置 100 mL 量瓶中，用甲醇溶解定容，作为对照品储备液（102.40 μg/mL），置于 4 ℃冰箱内保存备用。

柚皮苷对照品溶液配制：精密吸取柚皮苷标准储备液适量，置 10 mL 量瓶中，用甲醇 - 水（50：50，V/V）溶液逐级稀释成系列浓度对照品溶液（浓度依次为 20.48 ng/mL、51.20 ng/mL、102.40 ng/mL、512.00 ng/mL、1024.00 ng/mL、5120.00 ng/mL），置于 4 ℃冰箱内保存备用。

柚皮素储备液配制：取 105 ℃干燥至恒重的柚皮素对照品 10 mg，精密称定，置 100 mL 量瓶中，用甲醇溶解定容，作为对照品储备液（102.60 μg/mL），置于 4 ℃冰箱内保存备用。

柚皮素对照品溶液配制：精密吸取柚皮素标准储备液适量，置 10 mL 量瓶中，用甲醇 - 水（50：50，V/V）逐级稀释成系列浓度对照品溶液（浓度依次为 20.52 ng/mL、51.30 ng/mL、102.60 ng/mL、513.00 ng/mL、1026.00 ng/mL、5130.00 ng/mL）作为柚皮素对照品溶液，置于 4 ℃冰箱内保存备用。

异槲皮苷对照品（IS）溶液配制：取五氧化二磷减压干燥至恒重的异槲皮苷对照品约 10 mg，精密称定，置 50 mL 量瓶中，用甲醇溶解并稀释至刻度，摇匀，作为储备溶液；用甲醇 - 水（50：50，V/V）溶液将储备液稀释至 1.40 μg/mL，置于 4 ℃冰箱内保存备用。

β - 葡萄糖醛酸酶溶液配制配制：精密称定 β - 葡萄糖醛酸酶粉末 2 mg 溶于

4 mL 0.2 mmol/L 醋酸缓冲液中（pH = 5.0），配制成相当于 2 U/μL 的 β - 葡萄糖醛酸酶溶液，分装，于 - 20 ℃冰箱内保存备用。

（二）检测条件

色谱柱：Agilent RRHT ZORBAX Eclipse Plus C$_{18}$（2.1 mm × 100 mm，1.8 - Micron）；柱温：40 ℃；流动相：甲醇 - 0.25% 甲酸溶液（V/V）= 52 : 48，流速：0.2 mL/min；进样体积：10 μL。

离子源参数：Capillary 4000 V，Drying Gas 9 L/min，Neb Pressure 30 psi，Gas Temp：350 ℃。ESI 电喷雾源，采用负离子检测，MRM（多反应离子监测）方式，检测离子对分别为柚皮苷：579.2/271.0，Fragmentor：200 V，Collision Energy：35 V；柚皮素：271.0/151.0，Fragmentor：90 V，Collision Energy：20 V；异槲皮苷：463.0/299.8，Fragmentor：130 V；Collision Energy：25 V。

（三）组织样品处理方法

线性和 QC 样品制备：取清洗干净空白组织，按照 1 : 5 比例加入生理盐水（气管按照 1 : 10），匀浆，即得空白组织匀浆液。取空白组织匀浆液 100 μL 置于 1.5 mL 的离心管中，分别向离心管中加入指定浓度的柚皮苷/柚皮素对照品溶液，混匀，制成柚皮苷浓度分别为 10.24 ng/g、25.60（QC L）ng/g、51.20 ng/g、102.40 ng/g、512.00（QC M）ng/g、1024.00 ng/g、5120.00（QC H）ng/g 和柚皮素浓度分别为 10.26 ng/g、25.65（QC L）ng/g、51.30 ng/g、102.60 ng/g、513.00（QC M）ng/g、1026.00 ng/g、5130.00（QC H）ng/g 的组织样品〔在气管组织样品中，柚皮苷浓度分别为 20.48 ng/g、51.20（QC L）ng/g、102.40 ng/g、204.80 ng/g、1024.00（QC M）ng/g、2048.00 ng/g、10240.00（QC H）ng/g；柚皮素浓度分别为 20.52 ng/g、51.30（QC L）ng/g、102.60 ng/g、205.20 ng/g、1026.00（QC M）ng/g、2052.00 ng/g、10260（QC H）ng/g〕，然后加入 β - 葡萄糖醛酸酶 10 μL（5 U/μL），混匀，37 ℃水浴 2 h。取出后，加入内标对照品溶液 10 μL，混匀后加入 2% 甲酸溶液 6 μL，酸化后加入乙酸乙酯 1000 μL，涡旋 3 min，10000 r/min 离心 10 min，转移上清液至新离心管中，挥干，加入 100 μL 流动相复溶，超声 30 s 后涡旋 3 min，13000 r/min 离心 10 min 后取 10 μL 上清液进样测定。

组织样品制备：取清洗干净样品组织，称重，按照 1 : 5（气管按照 1 : 10）比例加入生理盐水，匀浆，即得样品组织匀浆液。取组织匀浆液 100 μL，加入 β - 葡萄糖醛酸酶 10 μL（5 U/μL），混匀，37 ℃水浴 2 h。取出后，加入 50% 甲醇水溶液（V/V）20 μL 和内标溶液 10 μL，混匀后加入 2% 甲酸溶液 6 μL，酸化后加入乙酸乙酯 1000 μL，涡旋 3 min，10000 r/min 离心 10 min，转移上清液至新离心管中，挥干，加入 100 μL 流动相复溶，超声 30 s 后涡旋 3 min，13000 r/min 离心 10 min 后取 10 μL 上清液进样测定。

组织样品稀释：当组织样品测得浓度超出线性范围时，则用空白组织匀浆液将此组织匀浆液稀释后再进行如上操作，稀释倍数视超出情况而定。

（四）方法学验证

1. 特异性

分别精密吸取不同来源空白组织匀浆液 100 μL，除加入内标溶液外，其余按"组织样品制备"方法操作，得色谱图 2 - 1（A）～图 2 - 13（A）；取空白组织 100 μL，按"线性和 QC 样品制备"依法操作，得色谱图 2 - 1（B）～图 2 - 13（B）；取大鼠给药后收集的组织样品，按"组织样品制备"依法操作，得色谱图 2 - 1（C）～图 2 - 13（C）。

2. 标准曲线与线性范围

取各空白组织液 7 份，每份 100 μL，按"线性和 QC 样品制备"操作，测定。采用最小二次加权法，分别以柚皮苷/柚皮素面积与内标的峰面积比和组织中柚皮苷/柚皮素浓度进行线性回归，即得标准曲线方程。13 个组织标准曲线方程见表 2 - 1，除气管外的 12 个组织中柚皮苷在 10.24 ～ 5120 ng/g、柚皮素在 10.26 ～ 5130.00 ng/g 浓度范围内线性关系良好；气管组织中柚皮苷在 20.48 ～ 10240.00 ng/g、柚皮素在 20.52 ～ 10260.00 ng/g 浓度范围内线性关系良好。

表 2 - 1　13 个组织的线性方程

组织	柚皮苷标准曲线方程	柚皮素标准曲线方程
心	$Y = 0.3876X + 0.0052(R^2 = 0.9953)$	$Y = 0.3051X + 4.8788E - 004(R^2 = 0.9956)$
肝	$Y = 0.5096X + 9.3509E - 004(R^2 = 0.9938)$	$Y = 0.4241X - 2.1645E - 004(R^2 = 0.9804)$
脾	$Y = 0.3761X + 0.0053(R^2 = 0.9906)$	$Y = 0.4243X + 0.0019(R^2 = 0.9988)$
肺	$Y = 0.4036X + 0.0102(R^2 = 0.9915)$	$Y = 0.4155X - 0.0011(R^2 = 0.9908)$
肾	$Y = 0.3844X + 0.0035(R^2 = 0.9949)$	$Y = 0.3877X + 1.5432E - 004(R^2 = 0.9980)$
胃	$Y = 0.3823X + 0.0032(R^2 = 0.9815)$	$Y = 0.3480X + 5.0762E - 004(R^2 = 0.9969)$
肠	$Y = 0.4641X + 0.0082(R^2 = 0.9938)$	$Y = 0.3529X + 6.9584E - 004(R^2 = 0.9924)$
气管	$Y = 0.3334X + 0.0087(R^2 = 0.9951)$	$Y = 0.3386X - 1.5827E - 004(R^2 = 0.9848)$
肌肉	$Y = 0.4547X + 0.0048(R^2 = 0.9876)$	$Y = 0.4909X - 0.0029(R^2 = 0.9952)$
脂肪	$Y = 0.3276X + 0.0076(R^2 = 0.9959)$	$Y = 0.3401X - 3.7802E - 005(R^2 = 0.9968)$
脑	$Y = 0.3448X + 0.0050(R^2 = 0.9950)$	$Y = 0.3553X - 1.6619E - 004(R^2 = 0.9949)$
卵巢	$Y = 0.3112X + 0.0074(R^2 = 0.9964)$	$Y = 0.3256X + 0.0044(R^2 = 0.9971)$
睾丸	$Y = 0.3510X + 0.0053(R^2 = 0.9938)$	$Y = 0.4212X - 6.8058E - 004(R^2 = 0.9960)$

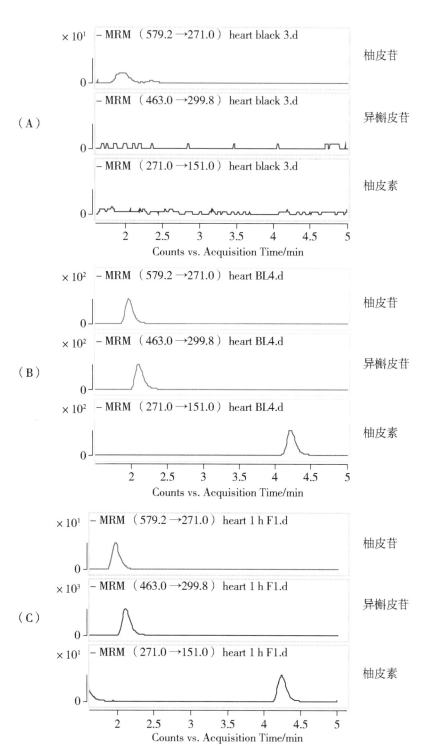

图2-1　心组织空白样品（A）、线性样品（B）及真实样品（C）色谱图

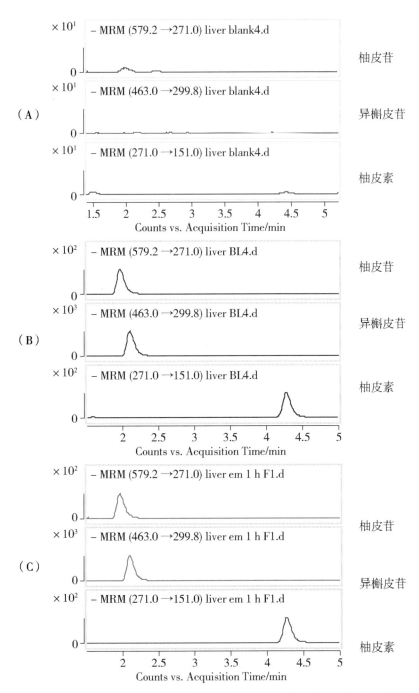

图2-2　肝组织空白样品（A）、线性样品（B）及真实样品（C）色谱图

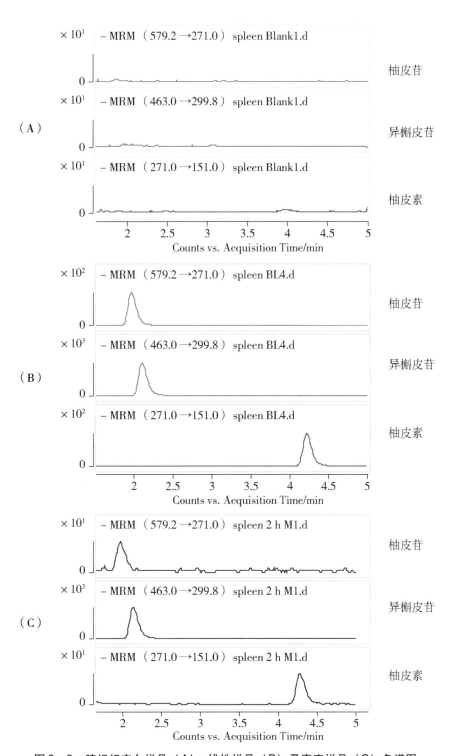

图2-3 脾组织空白样品（A）、线性样品（B）及真实样品（C）色谱图

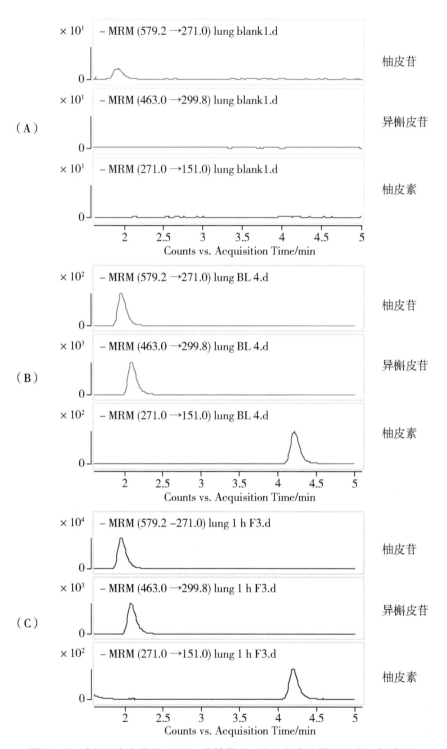

图2-4　肺组织空白样品（A）、线性样品（B）及真实样品（C）色谱图

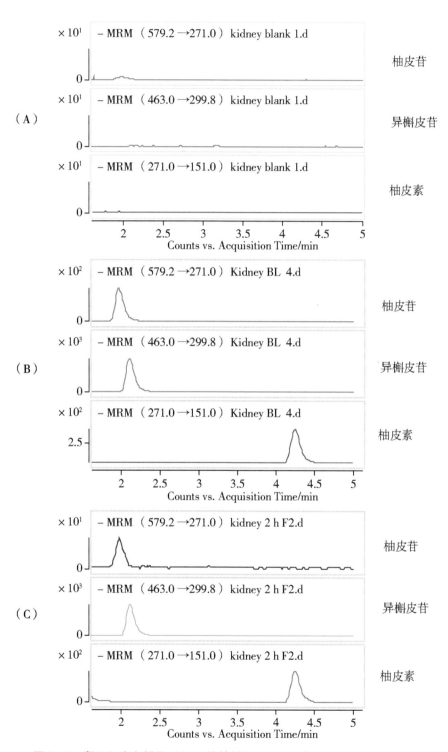

图2-5　肾组织空白样品（A）、线性样品（B）及真实样品（C）色谱图

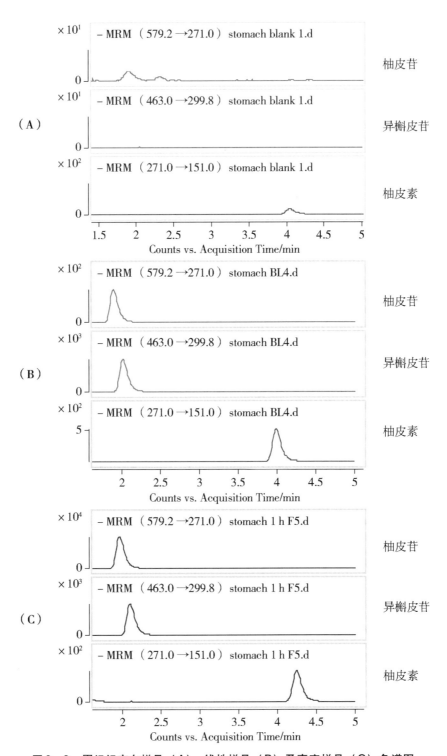

图2-6　胃组织空白样品（A）、线性样品（B）及真实样品（C）色谱图

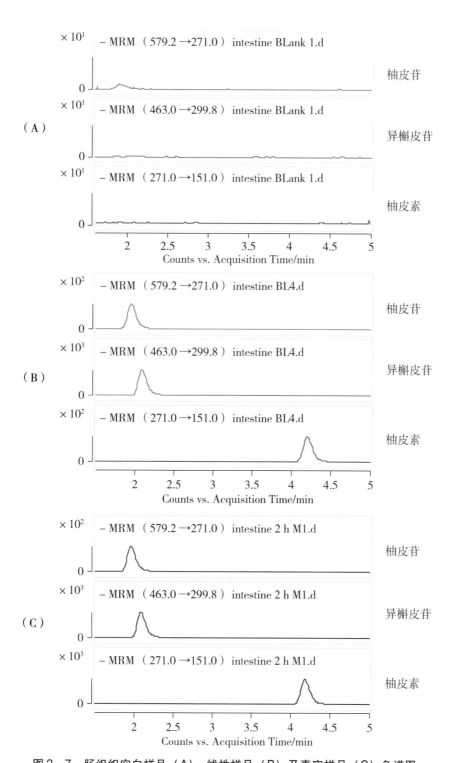

图 2-7 肠组织空白样品（A）、线性样品（B）及真实样品（C）色谱图

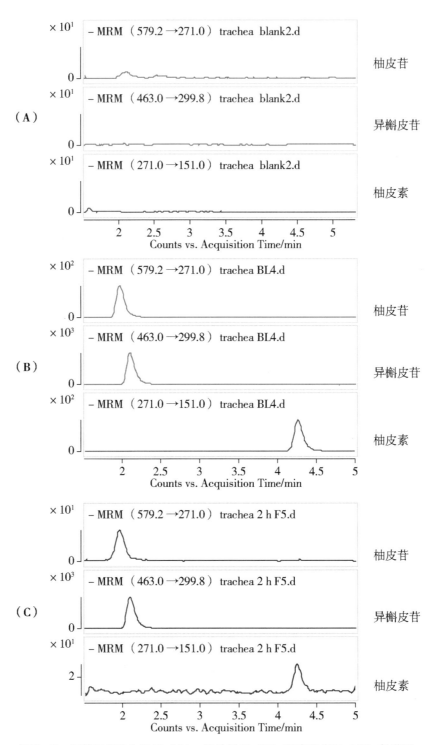

图2-8 气管组织空白样品（A）、线性样品（B）及真实样品（C）色谱图

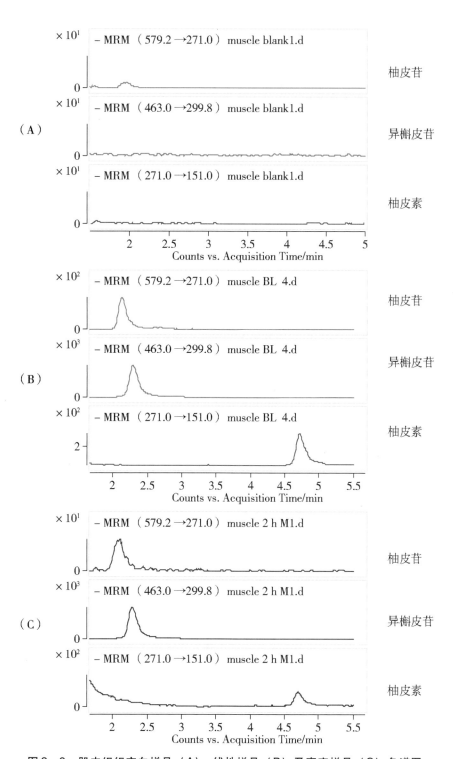

图2-9　肌肉组织空白样品（A）、线性样品（B）及真实样品（C）色谱图

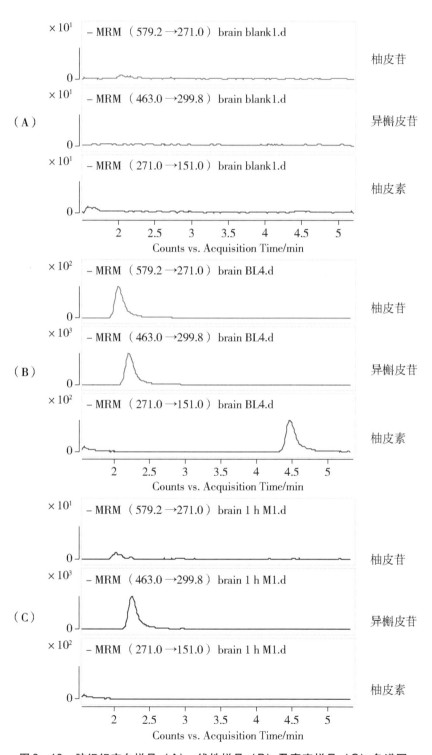

图2-10 脑组织空白样品（A）、线性样品（B）及真实样品（C）色谱图

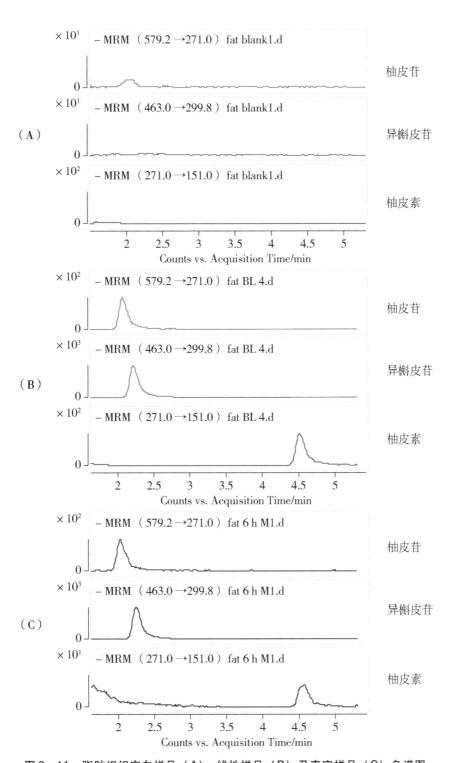

图 2 - 11　脂肪组织空白样品（A）、线性样品（B）及真实样品（C）色谱图

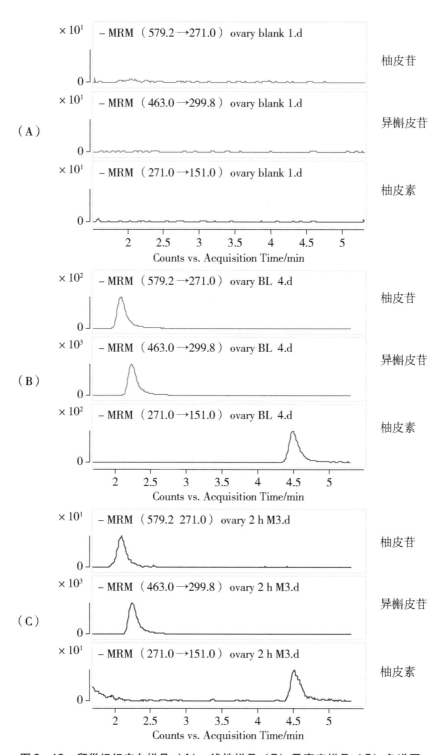

图2－12　卵巢组织空白样品（A）、线性样品（B）及真实样品（C）色谱图

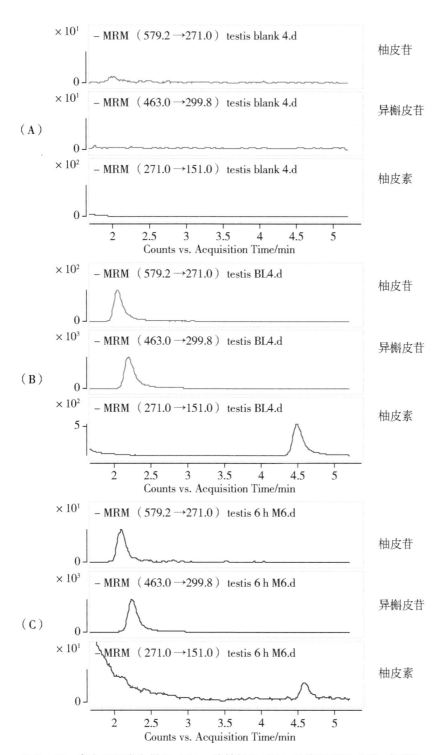

图2-13 睾丸组织空白样品（A）、线性样品（B）及真实样品（C）色谱图

3. 基质效应、提取回收率考察

分别制备 3 种类型线性样品：对照品溶液线性样品（Sol）、空白组织匀浆液提取后加对照溶液制备的线性样品（SAE）、空白组织匀浆液加入对照品溶液后提取线性样品（Blank，见"线性和 QC 样品制备"），每种线性平行 5 份，进行液质测定。用相同浓度下不同线性样品测得的峰面积进行计算，基质效应 ME（%）＝ $A_{SAE}/A_{Sol} \times 100\%$，提取回收率 RE（%）＝ $A_{Blank}/A_{SAE} \times 100\%$。13 个组织基质效应及提取回收率见表 2-2～表 2-14。

结果表明：柚皮苷、柚皮素在脾、气管、脂肪、卵巢、睾丸、脑组织中存在一定的基质效应，但其提取回收率在高、中、低浓度的水平一致，符合样品测定要求。

4. 精密度及准确度

按"线性和 QC 样品制备"制备 QC 样品，每个浓度平行 5 份，计算日内精密度、准确度；连续测定 3 天，计算日间精密度。研究考察 13 个组织的日内精密度、方法回收率和心、肝、脾、肺、肾、胃、肠、气管 8 个代表组织的日间精密度，结果见表 2-15～表 2-35。结果表明：柚皮苷和柚皮素的日内精密度 RSD 值均小于 10%，准确度均在 85%～115% 之间，8 个代表组织日间精密度 RSD 均小于 10%，符合生物样品测定要求。

表2-2　心组织基质效应及提取回收率

样品	浓度/(ng·g⁻¹)	峰面积 1	2	3	4	5	平均值	RSD/%	ME/%	RE/%
Sol										
柚皮苷	25.60	746.22	702.08	742.86	818.01	761.20	754.07	5.56	100.23	
	512.00	12511.08	12652.99	12219.16	12608.58	12712.37	12540.84	1.55	73.04	
	5120.00	120504.05	122144.76	121407.97	121456.33	123278.23	121758.27	0.85	75.28	
柚皮素	25.65	419.89	399.79	353.39	403.21	411.52	397.56	6.51	97.78	
	513.00	8900.66	9057.85	8911.63	9022.93	8994.93	8977.60	0.77	88.28	
	5130.00	86291.97	86955.21	87147.51	85218.02	87997.50	86722.04	1.20	94.47	
IS		37841.96	38001.83	37912.45	40173.95	38068.19	38399.68	2.59	88.11	
SAE										
柚皮苷	25.60	720.82	753.38	768.58	760.58	775.85	755.84	2.82		
	512.00	9609.97	7412.07	9656.51	9658.93	9460.85	9159.67	10.70		
	5120.00	90620.49	90756.44	92554.38	92793.13	91579.34	91660.76	1.09		
柚皮素	25.65	367.35	388.81	389.70	410.91	386.88	388.73	3.97		
	513.00	8411.30	6161.08	8399.37	8460.33	8196.06	7925.63	12.51		
	5130.00	81293.44	82111.79	81569.41	82284.65	82359.37	81923.73	0.57		
IS		33302.62	33078.73	34358.36	34195.78	34237.21	33834.54	1.76		
Blank										
柚皮苷	25.60	623.85	624.19	575.41	540.02	537.54	580.20	7.36		76.76
	512.00	8225.80	7704.71	7463.14	8040.85	7967.06	7880.31	3.79		86.03
	5120.00	79290.21	85434.85	82406.26	82905.83	87774.83	83562.40	3.84		91.16
柚皮素	25.65	425.97	371.82	340.49	345.55	340.20	364.81	10.03		93.85
	513.00	7716.98	7487.96	7030.16	7736.87	7670.30	7528.45	3.92		94.99
	5130.00	80913.88	81329.77	74943.36	75412.23	81736.91	78867.23	4.29		96.27
IS		30798.71	30076.58	30205.56	29754.21	28854.36	29937.88	2.39		88.48

表 2-3　肝组织基质效应及提取回收率

样品	浓度/(ng·g⁻¹)	峰面积 1	2	3	4	5	平均值	RSD/%	ME/%
Sol									
柚皮苷	25.65	706.00	717.40	685.76	731.16	748.57	717.78	3.33	76.83
	513.00	13459.43	13652.59	14471.31	13819.48	14008.57	13882.28	2.79	74.57
	5130.00	139133.33	141188.50	140003.23	141466.89	142433.59	140845.11	0.92	75.39
柚皮素	25.60	453.02	437.15	497.25	459.20	473.64	464.05	4.89	93.22
	512.00	10209.90	10560.92	11357.37	10495.22	10634.08	10651.50	4.00	77.16
	5120.00	104788.23	105295.94	106345.28	106495.67	106257.39	105836.50	0.71	79.07
IS		33650.8985	33303.92	33255.42	34413.23	35867.82	38399.67	2.84	82.73
SAE									
柚皮苷	25.65	552.26	574.12	559.42	571.03	500.34	551.43	5.42	
	513.00	10297.29	10119.30	10754.85	10476.06	10109.93	10351.49	2.62	
	5130.00	105758.02	103221.95	107278.63	108856.81	105794.88	106182.06	1.97	
柚皮素	25.60	397.88	426.24	442.77	443.05	453.11	432.61	5.01	
	512.00	8028.46	8509.52	7962.72	8105.11	8490.15	8219.19	3.18	
	5120.00	82105.05	84455.20	82471.90	85502.06	83867.98	83680.44	1.68	
IS		31355.44	31970.25	32367.11	32997.32	30153.87	31768.80	3.41	
Blank									RE/%
柚皮苷	25.65	396.48	407.96	453.93	532.59	503.80	458.95	12.87	83.23
	513.00	9297.95	8894.40	9003.77	10373.10	10448.85	9603.61	7.83	92.78
	5130.00	101950.83	99825.41	87059.86	103674.22	98449.97	98192.06	6.66	92.48
柚皮素	25.60	342.17	362.00	359.23	382.09	393.36	367.77	5.47	85.01
	512.00	8166.83	8151.80	8070.49	8401.05	8502.56	8258.55	2.22	100.48
	5120.00	85949.52	89858.04	81745.04	84869.61	82016.31	84887.70	3.90	101.44
IS		24212.9421	24489.14	26239.41	26432.34	26188.75	25512.51	4.19	80.31

表2-4　脾组织基质效应及提取回收率

样品	浓度/(ng·g⁻¹)	峰面积					平均值	RSD/%	ME/%	RE/%
		1	2	3	4	5				
Sol										
柚皮苷	25.65	836.65	866.31	842.39	811.08	806.71	832.63	2.93	77.28	
	513.00	14048.82	14344.79	14049.88	14468.50	14344.29	14251.26	1.34	63.00	
	5130.00	135070.72	135995.31	132921.21	133247.90	132276.23	133902.27	1.17	69.47	
柚皮素	25.60	586.60	578.26	566.42	533.48	539.38	560.83	4.19	79.43	
	512.00	10303.10	10523.25	10585.98	10485.62	10373.13	10454.22	1.10	76.64	
	5120.00	99698.76	99702.91	97946.23	98519.00	97415.63	98656.51	1.04	82.44	
IS		44824.31	44194.06	44271.01	43863.89	43344.80	44099.61	1.24	69.54	
SAE										
柚皮苷	25.65	613.35	650.00	657.95	648.58	647.57	643.49	2.69		89.21
	513.00	9172.65	8568.15	9016.44	9104.97	9030.61	8978.56	2.65		81.67
	5130.00	93329.11	93044.09	92621.63	92736.78	93360.55	93018.43	0.36		76.43
柚皮素	25.60	424.74	457.92	458.18	446.54	440.04	445.48	3.13		109.08
	512.00	8178.86	7579.83	8243.80	8106.00	7950.35	8011.77	3.31		103.98
	5120.00	81779.70	80634.92	81537.01	81210.38	81484.11	81329.22	0.54		99.88
IS		31085.89	30209.45	30966.34	30611.65	30467.38	30668.14	1.17		91.76
Blank										
柚皮苷	25.65	613.35	577.92	555.32	578.85	544.93	574.07	4.59		
	513.00	7092.75	7480.47	7682.46	7576.42	6833.94	7333.21	4.87		
	5130.00	65505.20	70943.79	73557.00	74495.37	70965.09	71093.29	4.92		
柚皮素	25.60	503.62	521.51	475.58	498.99	430.00	485.94	7.26		
	512.00	8659.55	8707.68	8410.00	8165.28	7710.03	8330.51	4.91		
	5120.00	81816.00	78342.66	83998.70	86283.26	75708.12	81229.75	5.24		
IS		28989.54	28865.52	28089.08	28460.28	26297.02	28140.29	3.87		

表 2-5　肺组织基质效应及提取回收率

样品	浓度/(ng·g⁻¹)	峰面积 1	2	3	4	5	平均值	RSD/%	ME(RE)/%
Sol									ME/%
柚皮苷	25.65	731.88	736.17	719.67	733.11	711.11	726.39	1.46	
	513.00	11539.11	11722.46	11243.25	10992.07	11691.13	11437.60	2.74	
	5130.00	114487.64	113834.32	114424.35	115504.33	111894.76	114029.08	1.17	
柚皮素	25.60	363.80	373.89	360.76	367.77	357.55	364.75	1.74	
	512.00	8103.49	7957.38	7705.15	7616.27	8079.72	7892.40	2.80	
	5120.00	81487.72	80552.60	77828.00	78401.90	79826.55	79619.35	1.89	
IS		33095.64	30837.01	31948.78	32195.63	30302.45	31675.90	3.51	
SAE									
柚皮苷	25.65	736.77	780.75	782.06	784.80	794.80	775.84	2.90	106.81
	513.00	10768.73	10429.66	10557.01	10660.12	10708.77	10624.86	1.26	92.89
	5130.00	104009.76	101321.28	95814.72	96988.27	92038.97	98034.60	4.80	85.97
柚皮素	25.60	363.50	379.36	378.41	349.66	376.17	369.42	3.45	101.28
	512.00	6764.29	6978.73	7097.14	6740.22	7434.37	7002.95	4.05	88.73
	5120.00	81305.85	77525.51	75051.85	76223.67	74391.78	76899.73	3.56	96.58
IS		29358.36	29250.52	29247.50	29352.02	29836.69	29409.02	0.83	92.84
Blank									RE/%
柚皮苷	25.65	750.21	643.75	589.42	613.36	613.40	642.03	9.89	82.75
	513.00	9020.84	8748.77	9009.45	8343.06	8698.97	8764.22	3.17	82.49
	5130.00	87953.01	88558.71	85120.95	88668.99	85149.17	87090.17	2.07	88.84
柚皮素	25.60	308.73	307.29	275.52	294.58	275.56	292.34	5.57	79.13
	512.00	6931.76	6908.07	6870.29	7176.30	6828.49	6942.98	1.96	99.14
	5120.00	67134.10	65853.87	65009.32	67133.82	65882.14	66202.65	1.39	86.09
IS		26071.11	24583.97	24804.68	25774.83	24731.86	25193.29	2.70	85.67

表2-6 肾组织基质效应及提取回收率

样品	浓度/(ng·g⁻¹)	峰面积 1	2	3	4	5	平均值	RSD/%	ME/%・RE/%
Sol									ME/%
柚皮苷	25.60	673.87	636.61	653.71	606.00	602.84	634.61	4.82	83.02
	512.00	11949.08	10696.36	11616.42	11591.29	11681.52	11506.93	4.13	85.71
	5120.00	107819.13	106392.24	110839.00	104496.75	106399.72	107189.37	2.20	83.08
柚皮素	25.65	476.48	463.72	491.52	419.90	470.87	464.50	5.80	81.57
	513.00	9033.69	7959.11	8671.82	8660.98	8690.28	8603.18	4.56	86.63
	5130.00	94327.43	92216.85	94872.24	91164.61	90775.79	92671.38	1.99	82.48
IS		42575.73	40494.19	41879.28	39252.99	40390.51	40918.54	3.21	71.80
SAE									RE/%
柚皮苷	25.60	520.29	547.78	522.74	509.29	534.07	526.83	2.78	87.06
	512.00	9729.68	9585.67	9514.84	9764.86	10720.24	9863.06	4.97	71.45
	5120.00	93238.35	88481.57	88611.42	88219.78	86739.36	89058.10	2.76	76.59
柚皮素	25.65	379.92	356.12	373.10	397.09	388.29	378.90	4.12	96.50
	513.00	7225.46	7411.08	7565.03	7421.08	7642.12	7452.95	2.15	91.48
	5130.00	78830.46	75499.56	75754.15	77336.17	74760.61	76436.19	2.14	89.27
IS		29113.58	29127.45	30574.19	29052.81	29033.82	29380.37	2.28	82.77
Blank									
柚皮苷	25.60	427.18	466.74	469.48	457.77	472.23	458.68	4.02	
	512.00	6837.44	7314.73	6877.81	7173.10	7033.30	7047.28	2.84	
	5120.00	67001.39	70553.14	66669.80	66629.26	70189.29	68208.58	2.91	
柚皮素	25.65	363.33	369.25	379.06	379.55	337.00	365.64	4.76	
	513.00	6973.17	6693.96	6823.57	6706.60	6891.54	6817.77	1.76	
	5130.00	68418.39	67739.95	69820.37	67114.49	68073.12	68233.26	1.48	
IS		24141.43	24515.35	24574.39	24191.74	24169.87	24318.56	0.86	

表 2 - 7　胃组织基质效应及提取回收率

样品	浓度/(ng·g⁻¹)	峰面积 1	2	3	4	5	平均值	RSD/%	ME/%	RE/%
Sol										
柚皮苷	25.60	693.07	703.73	722.00	677.75	691.87	697.68	2.36		
	512.00	12721.14	11976.41	12396.93	12365.18	12437.43	12379.42	2.15		
	5120.00	116929.60	114975.52	114915.93	112839.40	115077.15	114947.52	1.26		
柚皮素	25.65	460.39	412.56	415.74	442.52	425.58	431.36	4.63		
	513.00	8434.71	8418.61	8272.19	8447.34	8280.24	8370.62	1.04		
	5130.00	81350.64	79918.06	81594.30	79875.42	80965.97	80740.88	0.99		
IS		35353.44	35229.09	35486.35	34536.15	34442.31	35009.47	1.38		
SAE										
柚皮苷	25.60	530.16	638.21	594.77	577.53	613.06	590.75	6.88	84.67	
	512.00	9988.70	9899.47	9586.49	9526.99	9902.78	9780.89	2.13	79.01	
	5120.00	96702.57	96467.55	95520.82	94852.05	93927.88	95494.17	1.20	83.08	
柚皮素	25.65	430.32	414.05	423.73	440.99	416.59	425.14	2.57	98.56	
	513.00	8206.97	8375.16	8085.34	8083.67	8084.60	8167.15	1.56	97.57	
	5130.00	78908.09	80209.83	79295.10	79290.97	78778.71	79296.54	0.71	98.21	
IS		34103.73	33511.72	33148.45	33247.28	33613.31	33524.90	1.12	95.76	
Blank										
柚皮苷	25.60	503.18	494.55	514.59	498.93	507.35	503.72	1.53		85.27
	512.00	9091.68	8298.30	8666.49	8879.52	8599.26	8707.05	3.44		89.02
	5120.00	86113.66	86553.91	87018.88	80408.87	87940.75	85607.21	3.49		89.65
柚皮素	25.65	356.16	342.11	342.72	327.45	318.85	337.46	4.31		79.38
	513.00	7414.43	6755.40	7141.78	7751.02	7066.26	7225.78	5.20		88.47
	5130.00	64365.79	64456.70	74150.08	73675.69	71641.06	69657.86	7.01		87.84
IS		28072.96	27478.02	26492.12	28751.00	27930.86	27744.99	3.01		82.76

表2-8　肠组织基质效应及提取回收率

样品		浓度/(ng·g⁻¹)	峰面积					平均值	RSD/%	ME/%
			1	2	3	4	5			
Sol	柚皮苷	25.60	746.01	726.47	721.47	717.25	839.73	750.19	6.83	106.86
		512.00	13229.24	13321.48	13237.69	13233.38	13132.85	13230.93	0.51	85.81
		5120.00	133262.15	133608.89	133416.24	132541.10	133123.22	133190.32	0.30	79.78
	柚皮素	25.65	394.43	353.11	364.15	377.98	393.26	376.59	4.79	94.89
		513.00	8976.47	9010.43	8959.12	8815.69	8949.96	8942.33	0.83	93.10
		5130.00	87919.04	88820.73	88124.54	88501.20	87435.12	88160.13	0.60	95.17
	IS	5130.00	34164.16	33684.51	33609.05	33918.85	33768.57	33829.03	0.65	92.64
SAE	柚皮苷	25.60	737.69	817.08	807.79	837.86	807.64	801.61	4.71	
		512.00	11699.96	11197.44	11212.58	11208.95	11449.69	11353.72	1.94	
		5120.00	110746.86	105838.59	104558.14	104748.03	105383.23	106254.97	2.41	
	柚皮素	25.65	363.82	375.22	357.02	337.25	353.42	357.35	3.91	
		513.00	8533.58	8245.55	8273.05	8147.57	8428.97	8325.74	1.85	
		5130.00	87469.77	82335.23	83957.55	82913.86	82836.08	83902.50	2.48	
	IS	5130.00	31051.11	31365.56	31302.23	31734.17	31245.94	31339.80	0.80	
										RE/%
Blank	柚皮苷	25.60	660.51	621.93	684.78	638.91	652.31	651.69	3.62	81.30
		512.00	8822.80	9618.76	8307.61	9208.03	8514.14	8894.27	5.94	78.34
		5120.00	80765.31	86764.11	80755.31	81978.35	84096.41	82871.90	3.10	77.99
	柚皮素	25.65	349.28	331.34	332.79	321.74	321.25	331.28	3.43	92.71
		513.00	7096.16	6986.17	6761.23	6771.98	6712.69	6865.65	2.42	82.46
		5130.00	63301.55	70377.79	62635.02	65572.89	69327.29	66242.91	5.27	78.95
	IS	5130.00	22882.70	22709.40	23634.93	22863.55	22183.45	22854.81	2.27	72.93

表2-9 气管组织基质效应及提取回收率

样品	浓度/(ng·g⁻¹)	峰面积 1	2	3	4	5	平均值	RSD/%	ME/%	RE/%
Sol										
柚皮苷	25.65	661.76	629.87	651.35	652.49	649.71	649.04	1.80		
	513.00	10824.84	10874.44	10547.37	10610.61	10734.81	10718.41	1.29		
	5130.00	116792.17	116608.22	117866.63	118721.50	118065.19	117610.74	0.76		
柚皮素	25.60	475.16	461.96	430.52	477.57	437.94	456.63	4.70		
	512.00	9389.35	9470.78	9130.89	9278.41	9416.36	9337.16	1.45		
	5120.00	82679.53	83632.26	85621.62	84834.12	85651.12	84483.73	1.54		
IS		32528.05	32475.37	32488.07	32982.96	32498.04	32594.50	0.67		
SAE										
柚皮苷	25.65	586.50	619.67	602.54	622.49	628.15	611.87	2.79	94.27	
	513.00	7906.67	7328.77	7388.25	7804.73	7285.04	7542.69	3.85	70.37	
	5130.00	74528.61	74725.45	76823.07	76041.65	76236.68	75671.09	1.32	64.34	
柚皮素	25.60	408.15	395.26	405.81	388.96	409.69	401.57	2.25	87.94	
	512.00	8503.45	8042.78	8452.69	8432.69	8333.58	8353.04	2.20	89.46	
	5120.00	77532.66	76690.50	78124.19	78286.75	77037.54	77534.33	0.88	91.77	
IS		29438.17	27940.99	27921.94	28903.62	28161.94	28473.33	2.36	87.36	
Blank										
柚皮苷	25.65	639.21	638.11	631.51	582.96	566.46	611.65	5.62		99.96
	513.00	7677.31	8031.93	7034.29	7106.03	7177.59	7405.43	5.83		98.18
	5130.00	70302.93	73187.82	71700.00	70605.45	72796.60	71718.56	1.79		94.78
柚皮素	25.60	298.16	310.31	307.42	375.38	374.56	333.17	11.53		82.97
	512.00	7276.32	6936.63	6869.21	7194.34	7124.79	7080.26	2.43		84.76
	5120.00	71049.20	66432.63	68224.33	67530.35	71968.73	69041.05	3.42		89.05
IS		29866.68	29551.48	29314.81	28328.62	27855.80	28983.48	2.94		101.79

表2－10　肌肉组织基质效应及提取回收率

样品	浓度/(ng·g⁻¹)	1	2	3	4	5	平均值	RSD/%	ME/%	RE/%
Sol										
柚皮苷	25.60	756.01	725.99	719.29	725.77	678.88	721.19	3.83	96.16	
	512.00	11442.54	11222.19	10902.07	10744.77	10868.15	11035.94	2.61	90.34	
	5120.00	130108.58	133010.80	133943.25	134894.45	133310.22	133053.46	1.35	84.28	
柚皮素	25.65	683.70	642.00	640.46	637.11	670.17	654.69	3.20	95.91	
	513.00	12375.08	12280.29	11935.79	12127.05	11792.68	12102.18	1.98	95.32	
	5130.00	103057.69	103732.71	103704.30	105233.01	108725.35	104890.61	2.18	91.75	
IS		38289.03	37813.32	38473.30	37627.41	36372.51	37715.11	2.19	92.93	
SAE										
柚皮苷	25.60	731.24	644.74	664.57	674.94	752.02	693.50	6.61		
	512.00	10065.28	10075.00	10152.90	9915.67	9640.33	9969.84	2.04		
	5120.00	112042.55	110955.16	111143.96	111961.47	114616.94	112144.02	1.31		
柚皮素	25.65	645.61	635.70	623.49	639.36	595.41	627.91	3.17		
	513.00	11436.85	11627.84	11710.53	11274.96	11626.98	11535.43	1.53		
	5130.00	96024.03	95432.91	96107.08	96626.29	96992.99	96236.66	0.62		
IS		34964.38	34950.71	35482.14	34813.49	35031.34	35048.41	0.73		
Blank										
柚皮苷	25.60	685.15	754.57	779.51	752.45	662.99	726.93	6.88		104.82
	512.00	9555.95	9760.90	10196.62	10879.82	9566.82	9992.02	5.60		100.22
	5120.00	104341.23	99259.74	103434.62	100933.38	102568.51	102107.50	1.99		91.05
柚皮素	25.65	701.47	712.16	709.90	658.39	686.77	693.74	3.19		110.48
	513.00	11305.16	12120.38	11214.10	11688.98	11483.30	11562.38	3.12		100.23
	5130.00	104723.78	102346.95	106950.63	104476.27	102789.91	104257.51	1.75		108.33
IS		32291.29	32365.85	32550.93	32699.00	31721.29	32325.67	1.16		92.23

表2-11　脂肪组织基质效应及提取回收率

样品	浓度/(ng·g⁻¹)	峰面积 1	2	3	4	5	平均值	RSD/%	ME/%	RE/%
Sol										
柚皮苷	25.60	926.39	961.44	918.50	940.38	941.95	937.73	1.76	86.82	
	512.00	17281.12	16915.76	17335.06	17607.19	17358.30	17299.49	1.44	56.24	
	5120.00	187281.62	197007.51	194433.43	192384.36	195298.99	193281.18	1.94	53.56	
柚皮素	25.65	718.39	716.28	710.06	724.62	676.24	709.12	2.69	81.75	
	513.00	12450.27	12696.98	12858.35	12317.62	12791.23	12622.89	1.82	74.32	
	5130.00	129811.18	130136.65	130730.77	129966.76	129833.79	130095.83	0.29	74.96	
IS		58419.59	61489.97	57183.57	57534.15	55619.24	58049.30	3.74	86.90	
SAE										
柚皮苷	25.60	736.16	856.98	818.52	823.48	835.40	814.11	5.65		
	512.00	9651.56	9546.30	9595.20	10622.28	9233.04	9729.68	5.39		
	5120.00	104035.01	102733.56	103026.26	101487.52	106359.09	103528.29	1.76		
柚皮素	25.65	618.70	591.36	562.75	575.76	549.93	579.70	4.60		
	513.00	9942.74	9667.56	9453.70	8900.00	8943.53	9381.51	4.84		
	5130.00	98012.09	96144.26	94911.40	98558.04	99962.98	97517.75	2.05		
IS		50422.01	51317.81	50009.18	50271.93	50207.09	50445.60	1.01		
Blank										
柚皮苷	25.60	752.27	839.03	788.52	813.73	819.45	802.60	4.16		98.59
	512.00	9258.45	9066.44	8449.72	8623.48	8564.84	8792.59	3.98		90.37
	5120.00	92321.95	96321.82	85192.99	96785.71	104962.66	95117.03	7.57		91.88
柚皮素	25.65	494.28	490.54	570.75	491.57	510.91	511.61	6.66		88.25
	513.00	9323.01	8983.10	9171.64	9291.20	9118.54	9177.50	1.50		97.83
	5130.00	96651.15	100585.24	84352.19	101563.19	107280.55	98086.46	8.73		100.58
IS		42157.17	44080.27	42301.92	42617.96	42610.10	42753.48	1.80		84.75

表2-12　脑组织基质效应及提取回收率

样品	浓度/(ng·g⁻¹)	1	2	3	4	5	平均值	RSD/%	ME/%	RE/%
Sol										
柚皮苷	25.60	949.00	921.00	1011.00	927.00	863.00	934.20	5.72	79.23	
	512.00	17572.00	17777.00	17624.00	17436.00	21342.00	18350.20	9.14	59.85	
	5120.00	201060.00	187515.00	199767.00	192633.00	200142.00	196223.40	3.02	60.17	
柚皮素	25.65	660.27	669.54	744.69	703.37	676.37	690.85	4.94	80.15	
	513.00	13550.42	13713.05	13877.76	13928.27	15329.12	14079.72	5.07	74.86	
	5130.00	144569.64	144174.38	144783.27	144883.38	143816.12	144445.36	0.31	78.96	
IS		57691.99	56369.54	56134.00	57803.30	56626.00	56924.97	1.36	82.85	
SAE										
柚皮苷	25.60	673.00	821.00	723.00	762.00	722.00	740.20	7.44		89.68
	512.00	11007.00	10879.00	11400.00	11166.00	10460.00	10982.40	3.19		88.19
	5120.00	121703.00	118516.00	112212.00	118678.00	119217.00	118065.20	2.98		88.65
柚皮素	25.65	521.23	535.36	521.11	576.74	614.20	553.73	7.36		89.02
	513.00	10357.93	10447.44	10754.92	10321.70	10819.42	10540.28	2.19		96.64
	5130.00	113755.90	113640.70	112074.06	114198.96	116582.05	114050.33	1.43		92.28
IS		47504.10	47117.52	47284.83	45903.23	48003.41	47162.62	1.65		83.36
Blank										
柚皮苷	25.60	772.00	638.00	715.00	579.00	615.00	663.80	11.81		
	512.00	9588.00	9814.00	9646.00	9587.00	9792.00	9685.40	1.14		
	5120.00	107016.00	106975.00	97475.00	106005.00	105840.00	104662.20	3.87		
柚皮素	25.65	442.28	552.05	517.12	459.24	493.90	492.92	8.95		
	513.00	10066.12	10513.39	10559.79	10275.83	9517.29	10186.48	4.15		
	5130.00	105572.94	107113.07	106552.29	100712.13	106261.18	105242.32	2.46		
IS		40608.36	39586.88	38924.23	38011.70	39441.61	39314.56	2.42		

表 2-13 卵巢组织基质效应及提取回收率

样品	浓度/(ng·g⁻¹)	1	2	3	4	5	平均值	RSD/%	ME/%	RE/%
Sol										
柚皮苷	25.60	858.66	841.69	801.10	989.60	848.50	867.91	8.23	71.35	
	512.00	17407.36	16761.93	16844.67	16270.02	16607.16	16778.23	2.47	58.43	
	5120.00	184892.91	166644.30	171073.73	167609.63	182683.59	174580.83	4.93	55.60	
柚皮素	25.65	640.82	669.78	677.02	614.92	622.55	645.02	4.29	91.89	
	513.00	13556.61	13438.33	12988.93	12780.77	12889.25	13130.78	2.63	72.79	
	5130.00	125365.04	128899.75	119726.07	118008.17	132747.66	124949.34	4.93	74.69	
IS		60799.60	61465.97	60127.13	61013.99	60756.34	60832.61	0.80	78.88	
SAE										
柚皮苷	25.60	585.20	591.35	645.14	628.67	645.80	619.23	4.71		
	512.00	9175.43	10296.10	10364.11	9348.52	9834.11	9803.65	5.49		
	5120.00	91626.29	95507.52	100953.26	95930.87	101310.33	97065.65	4.20		
柚皮素	25.65	634.95	531.39	556.88	615.69	624.51	592.68	7.72		
	513.00	9177.22	10411.68	9611.16	9374.19	9212.44	9557.34	5.31		
	5130.00	90518.79	92829.66	94853.52	94966.34	93473.16	93328.29	1.94		
IS		51726.07	45310.86	47769.13	50551.54	44578.97	47987.31	6.54		
Blank										
柚皮苷	25.60	639.48	702.26	596.10	696.27	652.13	657.25	6.65		106.14
	512.00	8959.48	8939.57	8178.96	8715.51	8505.84	8659.87	3.77		88.33
	5120.00	83201.99	83520.50	82484.71	83316.37	83540.12	83212.74	0.52		85.73
柚皮素	25.65	561.78	589.91	515.96	576.92	508.55	550.62	6.63		92.90
	513.00	9280.39	8656.99	9152.72	8470.77	8827.95	8877.76	3.80		92.89
	5130.00	84709.05	84164.98	84203.45	85323.59	92379.99	86156.21	4.07		92.32
IS		36201.75	36109.39	35583.87	35053.32	35300.89	35649.84	1.40		74.29

表 2-14　睾丸组织基质效应及提取回收率

样品		浓度/(ng·g⁻¹)	峰面积 1	2	3	4	5	平均值	RSD/%	ME/%	RE/%
Sol	柚皮苷	25.60	655.00	690.00	720.00	647.00	685.00	679.40	4.31	120.05	
		512.00	13441.00	13668.00	14009.00	13458.00	18423.00	14599.80	14.72	72.40	
		5120.00	164772.00	158922.00	153096.00	152751.00	157020.00	157312.20	3.13	73.74	
	柚皮素	25.65	565.26	517.20	575.94	657.60	606.78	584.56	8.89	113.26	
		513.00	12240.38	12731.42	12425.14	12363.30	13567.26	12665.50	4.23	113.00	
		5130.00	118286.57	125545.49	125726.31	125233.37	125357.30	124029.81	2.59	112.88	
	IS		43437.17	44722.97	44446.27	47239.43	44112.12	44791.59	3.24	99.28	
SAE	柚皮苷	25.60	776.54	821.45	823.55	850.21	806.21	815.59	3.31		72.69
		512.00	10750.23	10137.70	10803.70	10694.12	10463.71	10569.89	2.59		79.48
		5120.00	110707.46	119062.21	122139.19	119247.42	108819.09	115995.07	5.05		79.45
	柚皮素	25.65	636.42	746.39	657.59	657.87	612.17	662.09	7.66		82.63
		513.00	14823.86	14479.01	13711.12	13969.26	14576.09	14311.87	3.20		77.30
		5130.00	131523.30	142991.57	147434.62	139746.65	138339.86	140007.20	4.21		78.80
	IS		42574.92	44905.19	43999.17	46362.92	44498.41	44468.12	3.10		77.41
Blank	柚皮苷	25.60	556.85	648.92	567.18	566.33	624.93	592.84	6.97		
		512.00	8566.45	8351.26	7865.63	8360.83	8858.44	8400.52	4.32		
		5120.00	92335.07	87182.79	98688.35	87896.76	94705.53	92161.70	5.21		
	柚皮素	25.65	538.59	586.41	491.85	523.74	594.91	547.10	7.92		
		513.00	11345.63	11218.66	10624.86	10678.35	11449.48	11063.40	3.48		
		5130.00	110195.43	109406.73	109154.84	109902.20	112964.58	110324.76	1.39		
	IS		34706.48	33118.62	34516.06	34567.26	35198.33	34421.35	2.26		

表2-15　心组织日内精密度和准确度

样　品	测定结果	浓度/(ng·g^{-1})	1	2	3	4	5	平均值	RSD/%
柚皮苷	精密度	25.60	27.23	28.13	25.05	23.43	24.29	25.63	7.75
		512.00	500.96	468.75	487.76	488.09	485.75	486.26	2.36
		5120.00	5088.25	5396.36	5469.12	5495.33	5449.41	5379.69	3.10
	准确度	25.60	106.40	109.90	97.90	91.50	94.90	100.12	7.76
		512.00	97.80	91.60	95.30	95.30	94.90	94.98	2.33
		5120.00	99.40	105.40	106.80	107.30	106.40	105.06	3.08
柚皮素	精密度	25.65	26.68	23.75	21.57	22.25	22.60	23.37	8.61
		513.00	529.13	513.52	517.53	529.01	526.82	523.20	1.38
		5130.00	5759.11	5697.09	5515.89	5543.35	5627.64	5628.62	1.81
	准确度	25.65	104.00	92.60	84.10	86.70	88.10	91.10	8.61
		513.00	103.10	100.10	100.90	103.10	102.70	101.98	1.36
		5130.00	112.30	111.10	107.50	108.10	109.70	109.74	1.83

表2-16　心组织日间精密度

样　品	测定浓度/(ng·g^{-1})	天数	1	2	3	4	5	平均值	RSD/%
柚皮苷	25.60	day 1	27.23	28.13	25.05	23.43	24.29	25.63	
		day 2	29.53	23.98	22.47	25.19	24.13	25.06	9.96
		day 3	30.05	30.24	26.31	29.39	24.76	28.15	
	512.00	day 1	500.96	468.75	487.76	488.09	485.75	486.26	
		day 2	475.82	505.69	511.25	515.56	465.15	494.69	6.79
		day 3	556.26	536.62	569.08	535.69	567.47	553.02	
	5120.00	day 1	5088.25	5396.36	5469.12	5495.33	5449.41	5379.69	
		day 2	5150.05	4750.11	4713.71	4879.53	4652.31	4829.14	7.42
		day 3	5543.52	5755.76	5259.14	5658.48	5889.14	5621.21	
柚皮素	25.65	day 1	26.68	23.75	21.57	22.25	22.60	23.37	
		day 2	24.95	20.73	21.68	26.55	22.82	23.35	12.22
		day 3	27.88	28.50	28.22	26.80	30.56	28.39	
	513.00	day 1	529.13	513.52	517.53	529.01	526.82	523.20	
		day 2	533.47	523.56	511.40	514.58	445.30	505.66	4.30
		day 3	495.97	527.64	499.81	518.39	497.16	507.79	
	5130.00	day 1	5759.11	5697.09	5515.89	5543.35	5627.64	5628.62	
		day 2	5051.47	5218.85	4719.31	4943.71	4566.45	4899.96	7.65
		day 3	4769.47	5413.29	4827.63	5529.44	5571.91	5222.35	

表2-17　肝组织日内精密度和准确度

样品	测定结果	浓度/($ng \cdot g^{-1}$)	1	2	3	4	5	平均值	RSD/%
柚皮苷	精密度	25.60	21.21	21.60	22.48	26.39	25.14	23.36	9.77
		512.00	554.44	473.73	528.26	522.93	578.96	531.66	7.40
		5120.00	5548.45	4703.72	5003.48	5650.41	5568.56	5294.92	7.90
	准确度	25.60	82.80	84.40	87.80	103.10	98.20	91.26	9.78
		512.00	108.30	92.50	103.20	102.10	113.10	103.84	7.42
		5120.00	108.40	91.90	97.70	110.40	108.80	103.44	7.91
柚皮素	精密度	25.65	23.68	24.76	22.96	24.22	25.15	24.15	3.59
		513.00	586.94	523.53	570.75	510.55	567.76	551.91	5.97
		5130.00	5622.80	5089.87	5647.48	5658.36	5479.65	5499.63	4.37
	准确度	25.65	92.30	96.50	89.50	94.40	98.10	94.16	3.61
		513.00	114.40	102.10	111.30	99.50	110.70	107.60	5.98
		5130.00	109.60	99.20	110.10	110.30	106.80	107.20	4.37

表2-18　肝组织日间精密度

样品	测定浓度/($ng \cdot g^{-1}$)	天数	1	2	3	4	5	平均值	RSD/%
柚皮苷	25.60	day 1	21.21	21.60	22.48	26.39	25.14	23.36	
		day 2	26.79	22.53	24.25	23.14	26.18	24.58	11.56
		day 3	28.52	29.89	28.88	28.41	29.14	28.97	
	512.00	day 1	554.44	473.73	528.26	522.93	578.96	531.66	
		day 2	518.76	518.04	524.09	507.03	535.73	520.73	5.00
		day 3	539.13	505.50	552.56	551.14	564.89	542.64	
	5120.00	day 1	5548.45	4703.72	5003.48	5650.41	5568.56	5294.92	
		day 2	5215.78	5253.67	5251.82	5210.69	5306.24	5247.64	4.47
		day 3	5305.49	5202.80	5479.26	5402.08	5413.72	5360.67	
柚皮素	25.65	day 1	23.68	24.76	22.96	24.22	25.15	24.15	
		day 2	23.99	25.13	28.26	24.12	25.07	25.31	7.51
		day 3	26.28	26.25	29.60	28.20	27.19	27.50	
	513.00	day 1	586.94	523.53	570.75	510.55	567.76	551.91	
		day 2	527.68	536.81	530.48	585.92	540.22	544.22	5.12
		day 3	542.24	521.46	575.77	503.02	573.99	543.30	
	5130.00	day 1	5622.80	5089.87	5647.48	5658.36	5479.65	5499.63	
		day 2	5205.64	5286.72	5444.93	5233.64	5330.09	5300.20	3.71
		day 3	5482.01	5000.17	5511.39	5521.42	5462.73	5395.54	

表 2 - 19 脾组织日内精密度和准确度

样 品	测定结果	浓度/(ng·g⁻¹)	1	2	3	4	5	平均值	RSD/%
柚皮苷	精密度	25.60	29.43	27.31	26.84	27.90	28.62	28.02	3.68
		512.00	497.97	521.31	545.77	496.54	505.35	513.39	4.01
		5120.00	4641.39	4952.00	5526.62	5482.93	4898.25	5100.24	7.60
	准确度	25.60	114.90	106.70	104.90	109.00	111.80	109.46	3.65
		512.00	97.30	101.80	106.60	97.00	98.70	100.28	4.00
		5120.00	90.70	96.70	107.90	107.10	95.70	99.62	7.58
柚皮素	精密度	25.65	25.52	26.67	24.80	25.79	23.84	25.32	4.21
		513.00	546.62	545.10	536.17	480.78	512.25	524.18	5.32
		5130.00	5147.17	4854.54	5601.94	5637.00	4638.94	5175.92	8.57
	准确度	25.65	99.50	104.00	96.70	100.50	92.90	98.72	4.23
		513.00	106.60	106.30	104.50	93.70	99.90	102.20	5.34
		5130.00	100.30	94.60	109.20	109.90	90.40	100.88	8.59

表 2 - 20 脾组织日间精密度

样 品	测定浓度/(ng·g⁻¹)	天数	1	2	3	4	5	平均值	RSD/%
柚皮苷	25.60	day 1	29.43	27.31	26.84	27.90	28.62	28.02	
		day 2	24.94	30.58	26.11	30.34	27.93	27.98	8.93
		day 3	30.62	24.61	25.65	28.53	22.05	26.29	
	512.00	day 1	497.97	521.31	545.77	496.54	505.35	513.39	
		day 2	513.86	507.88	480.23	523.04	559.71	516.94	5.46
		day 3	551.60	537.81	532.66	583.64	562.32	553.61	
	5120.00	day 1	4641.39	4952.00	5526.62	5482.93	4898.25	5100.24	
		day 2	5412.86	5148.43	5039.19	5400.30	4991.13	5198.38	6.33
		day 3	5698.12	5439.09	5683.20	5334.48	5786.62	5588.30	
柚皮素	25.65	day 1	25.52	26.67	24.80	25.79	23.84	25.32	
		day 2	25.72	27.82	26.76	23.63	28.55	26.50	6.47
		day 3	24.24	24.47	22.48	24.43	24.67	24.06	
	513.00	day 1	546.62	545.10	536.17	480.78	512.25	524.18	
		day 2	548.73	544.49	532.87	553.41	530.21	541.94	3.99
		day 3	539.47	521.11	492.11	518.60	517.80	517.82	
	5130.00	day 1	5147.17	4854.54	5601.94	5637.00	4638.94	5175.92	
		day 2	5723.27	5799.68	5743.55	5586.01	5268.67	5624.24	6.10
		day 3	5372.65	5313.99	5306.26	5255.26	5456.93	5341.02	

表 2-21　肺组织日内精密度和准确度

样品	测定结果	浓度/（ng·g^{-1}）	1	2	3	4	5	平均值	RSD/%
柚皮苷	精密度	25.60	28.66	27.36	28.92	23.69	26.20	26.97	7.90
		512.00	519.29	583.21	531.51	531.52	547.49	542.60	4.57
		5120.00	5166.35	5294.11	5142.27	5685.38	5312.46	5320.11	4.09
	准确度	25.60	111.90	106.90	113.00	92.60	102.40	105.36	7.87
		512.00	101.40	113.90	103.80	103.80	106.90	105.96	4.58
		5120.00	100.90	103.40	100.40	111.00	103.80	103.90	4.08
柚皮素	精密度	25.65	24.07	27.01	28.69	28.39	25.23	26.68	7.49
		513.00	488.87	537.96	497.66	469.34	487.10	496.19	5.14
		5130.00	5230.78	4863.19	5344.93	5411.86	4832.76	5136.70	5.29
	准确度	25.65	93.90	105.30	111.80	110.70	98.40	104.02	7.46
		513.00	95.30	104.90	97.00	91.50	95.00	96.74	5.15
		5130.00	102.00	94.80	104.20	105.50	94.20	100.14	5.30

表 2-22　肺组织日间精密度

样品	测定浓度/（ng·g^{-1}）	天数	1	2	3	4	5	平均值	RSD/%
柚皮苷	25.60	day 1	28.66	27.36	28.92	23.69	26.20	26.97	
		day 2	30.66	29.29	28.54	26.76	21.37	27.32	10.74
		day 3	30.53	26.76	23.24	23.29	24.75	25.71	
	512.00	day 1	519.29	583.21	531.51	531.52	547.49	542.60	
		day 2	496.54	503.75	558.34	521.44	524.49	520.91	5.29
		day 3	481.27	517.39	489.70	493.40	507.90	497.93	
	5120.00	day 1	5166.35	5294.11	5142.27	5685.38	5312.46	5320.11	
		day 2	5066.85	4982.13	5079.73	4959.32	5179.77	5053.56	4.59
		day 3	4752.74	4786.56	5115.30	4826.43	5090.53	4914.31	
柚皮素	25.65	day 1	24.07	27.01	28.69	28.39	25.23	26.68	
		day 2	25.69	22.78	26.79	25.20	22.01	24.49	9.54
		day 3	23.14	24.40	21.74	22.35	21.80	22.69	
	513.00	day 1	488.87	537.96	497.66	469.34	487.10	496.19	
		day 2	527.38	533.79	512.84	550.56	569.08	538.73	5.97
		day 3	498.95	550.26	503.62	572.21	537.23	532.45	
	5130.00	day 1	5230.78	4863.19	5344.93	5411.86	4832.76	5136.70	
		day 2	5071.90	4929.85	4821.16	5009.86	4876.62	4941.88	4.39
		day 3	4789.34	4699.00	5156.71	4824.12	5198.97	4933.63	

表2-23 肾组织日内精密度和准确度

样 品	测定结果	浓度/ (ng·g⁻¹)	1	2	3	4	5	平均值	RSD/ %
柚皮苷	精密度	25.60	27.99	22.57	28.60	21.03	27.71	25.58	13.72
		512.00	507.22	524.52	532.43	565.91	491.39	524.29	5.37
		5120.00	5637.83	4546.45	4713.46	5495.47	5759.38	5230.52	10.69
	准确度	25.60	109.30	88.20	111.70	82.10	108.30	99.92	13.72
		512.00	99.10	102.40	104.00	110.50	96.00	102.40	5.35
		5120.00	110.10	88.80	92.10	107.30	112.50	102.16	10.68
柚皮素	精密度	25.65	29.30	27.27	29.43	24.93	28.74	27.93	6.75
		513.00	526.82	534.74	472.95	489.63	498.25	504.48	5.12
		5130.00	5612.62	4468.84	4932.50	5725.84	5726.66	5293.29	10.72
	准确度	25.65	114.20	106.30	114.70	97.20	112.10	108.90	6.74
		513.00	102.70	104.20	92.20	95.40	97.10	98.32	5.12
		5130.00	109.40	87.10	96.20	111.60	111.60	103.18	10.70

表2-24 肾组织日间精密度

样 品	测定浓度/ (ng·g⁻¹)	天数	1	2	3	4	5	平均值	RSD/ %
柚皮苷	25.60	day 1	27.99	22.57	28.60	21.03	27.71	25.58	
		day 2	25.92	28.37	28.49	28.16	29.28	28.04	8.63
		day 3	26.40	26.99	26.49	27.07	24.99	26.39	
	512.00	day 1	507.22	524.52	532.43	565.91	491.39	524.29	
		day 2	526.41	550.18	526.82	535.87	533.00	534.46	6.33
		day 3	469.40	460.64	461.72	505.69	482.86	476.06	
	5120.00	day 1	5637.83	4546.45	4713.46	5495.47	5759.38	5230.52	
		day 2	5038.65	5412.42	5135.38	5069.70	5425.49	5216.33	7.67
		day 3	5066.74	4971.61	4382.09	4904.68	4943.01	4853.63	
柚皮素	25.65	day 1	29.30	27.27	29.43	24.93	28.74	27.93	
		day 2	26.89	26.91	27.57	28.05	24.89	26.86	5.31
		day 3	28.05	28.93	26.28	26.00	26.54	27.16	
	513.00	day 1	526.82	534.74	472.95	489.63	498.25	504.48	
		day 2	538.35	504.61	524.11	502.29	523.63	518.60	5.84
		day 3	475.65	461.96	470.44	441.59	484.95	466.92	
	5130.00	day 1	5612.62	4468.84	4932.50	5725.84	5726.66	5293.29	
		day 2	5107.28	5157.85	5338.30	5068.93	5222.66	5179.00	6.07
		day 3	5297.92	5123.29	5069.74	5219.44	5240.81	5190.24	

表2-25　胃组织日内精密度和准确度

样　品	测定结果	浓度/（ng·g⁻¹）	1	2	3	4	5	平均值	RSD/%
柚皮苷	精密度	25.60	26.70	29.01	26.85	21.51	22.91	25.40	12.16
		512.00	529.80	494.15	487.15	512.60	495.88	503.92	3.42
		5120.00	5644.18	5472.61	5752.40	4954.83	5304.72	5425.75	5.78
	准确度	25.60	104.30	113.30	104.90	84.00	89.50	99.20	12.16
		512.00	103.50	96.50	95.10	100.10	96.90	98.42	3.43
		5120.00	110.20	106.90	112.40	96.80	103.60	105.98	5.77
柚皮素	精密度	25.65	29.65	27.78	24.69	28.05	27.77	27.59	6.52
		513.00	580.98	511.18	502.18	514.28	509.73	523.67	6.18
		5130.00	5735.31	5542.47	5554.35	5435.56	5175.23	5488.58	3.75
	准确度	25.65	115.60	108.30	96.30	109.30	108.30	107.56	6.50
		513.00	113.30	99.60	97.90	100.20	99.40	102.08	6.20
		5130.00	111.80	108.00	108.30	106.00	100.90	107.00	3.74

表2-26　胃组织日间精密度

样　品	测定浓度/（ng·g⁻¹）	天数	1	2	3	4	5	平均值	RSD/%
柚皮苷	25.60	day 1	26.70	29.01	26.85	21.51	22.91	25.40	
		day 2	22.58	23.25	24.53	25.24	22.22	23.56	10.80
		day 3	29.10	29.43	29.40	25.76	25.64	27.87	
	512.00	day 1	529.80	494.15	487.15	512.60	495.88	503.92	
		day 2	503.18	505.92	536.42	515.24	503.59	512.87	5.99
		day 3	562.99	576.86	555.13	579.95	558.39	566.66	
	5120.00	day 1	5644.18	5472.61	5752.40	4954.83	5304.72	5425.75	
		day 2	5314.94	5362.66	5260.58	5249.17	5167.98	5271.07	4.53
		day 3	5602.83	5749.55	5435.93	5622.01	5812.68	5644.60	
柚皮素	25.65	day 1	29.65	27.78	24.69	28.05	27.77	27.59	
		day 2	23.74	25.28	23.44	23.67	25.19	24.26	9.16
		day 3	21.83	22.66	27.81	23.63	25.39	24.26	
	513.00	day 1	580.98	511.18	502.18	514.28	509.73	523.67	
		day 2	519.28	514.74	536.08	515.58	508.31	518.80	3.57
		day 3	519.50	514.29	523.68	520.21	510.19	517.57	
	5130.00	day 1	5735.31	5542.47	5554.35	5435.56	5175.23	5488.58	
		day 2	4896.08	4662.72	4955.99	4837.78	4865.29	4843.57	5.98
		day 3	5115.60	5149.61	5450.53	5139.96	5268.68	5224.88	

表 2-27　肠组织日内精密度和准确度

样品	测定结果	浓度/ （ng·g^{-1}）	1	2	3	4	5	平均值	RSD/ %
柚皮苷	精密度	25.60	25.46	27.22	24.14	27.56	25.15	25.91	5.58
		512.00	504.03	499.13	483.12	481.62	510.30	495.64	2.57
		5120.00	4970.94	4873.88	4796.14	4720.80	4956.91	4863.73	2.19
	准确度	25.60	99.50	106.30	94.30	107.70	98.30	101.22	5.57
		512.00	98.40	97.50	94.40	94.10	99.70	96.82	2.56
		5120.00	97.10	95.20	93.70	92.20	96.80	95.00	2.18
柚皮素	精密度	25.65	21.44	27.06	24.69	25.84	22.00	24.21	10.03
		513.00	525.32	531.44	534.29	564.73	478.89	526.93	5.86
		5130.00	5460.43	5522.89	5113.93	5233.32	5136.71	5293.46	3.55
	准确度	25.65	83.60	105.50	96.20	100.70	85.80	94.36	10.01
		513.00	102.40	103.60	104.20	110.10	93.40	102.74	5.85
		5130.00	106.40	107.70	99.70	102.00	100.10	103.18	3.55

表 2-28　肠组织日间精密度

样品	测定浓度/ （ng·g^{-1}）	天数	1	2	3	4	5	平均值	RSD/ %
柚皮苷	25.60	day 1	25.46	27.22	24.14	27.56	25.15	25.91	
		day 2	29.49	27.46	29.64	28.23	30.23	29.01	9.68
		day 3	22.05	24.77	30.55	25.37	30.65	26.68	
	512.00	day 1	504.03	499.13	483.12	481.62	510.30	495.64	
		day 2	494.67	517.37	469.05	492.86	483.85	491.56	6.10
		day 3	455.25	502.65	589.91	477.20	506.23	506.25	
	5120.00	day 1	4970.94	4873.88	4796.14	4720.80	4956.91	4863.73	
		day 2	4675.53	4729.83	4658.10	4812.70	4739.84	4723.20	3.93
		day 3	4976.11	5133.30	5220.07	5037.33	5240.02	5121.37	
柚皮素	25.65	day 1	21.44	27.06	24.69	25.84	22.00	24.21	
		day 2	24.70	23.43	22.46	22.44	23.22	23.25	7.33
		day 3	22.98	24.64	21.67	25.18	21.47	23.19	
	513.00	day 1	525.32	531.44	534.29	564.73	478.89	526.93	
		day 2	558.12	526.44	535.93	508.13	535.20	532.76	4.96
		day 3	510.76	564.89	554.98	539.91	483.38	530.78	
	5130.00	day 1	5460.43	5522.89	5113.93	5233.32	5136.71	5293.46	
		day 2	5083.48	5322.14	5011.80	5340.04	5420.51	5235.59	4.16
		day 3	5438.97	5717.63	5773.56	5386.15	5524.67	5568.20	

表2-29 气管组织日内精密度和准确度

样 品	测定结果	浓度/（ng·g⁻¹)	1	2	3	4	5	平均值	RSD/%
柚皮苷	精密度	51.20	54.25	46.66	53.12	49.49	47.36	50.18	6.76
		1024.00	1147.48	1143.13	1097.86	1142.67	1136.25	1133.48	1.79
		10240.00	11443.69	11599.67	11510.23	11556.78	11394.51	11500.98	0.72
	准确度	51.20	106.00	91.10	103.80	96.70	92.50	98.02	6.79
		1024.00	112.10	111.60	107.20	111.60	111.00	110.70	1.80
		10240.00	111.80	113.30	112.40	112.90	111.30	112.34	0.72
柚皮素	精密度	51.30	45.65	44.33	43.05	49.05	41.84	44.78	6.20
		1026.00	990.10	1078.43	1084.49	998.59	1052.01	1040.72	4.24
		10260.00	10505.85	10342.10	10548.95	10440.11	10252.53	10417.91	1.16
	准确度	51.30	89.00	86.40	83.90	95.60	81.60	87.30	6.19
		1026.00	96.50	105.10	105.70	97.30	102.50	101.42	4.25
		10260.00	102.40	100.80	102.80	101.80	99.90	101.54	1.17

表2-30 气管组织日间精密度

样 品	测定浓度/（ng·g⁻¹)	天数	1	2	3	4	5	平均值	RSD/%
柚皮苷	51.20	day 1	54.25	46.66	53.12	49.49	47.36	50.18	
		day 2	53.34	54.15	53.93	49.89	48.86	52.03	7.30
		day 3	50.87	52.22	51.99	42.88	43.92	48.38	
	1024.00	day 1	1147.48	1143.13	1097.86	1142.67	1136.25	1133.48	
		day 2	1071.93	1131.59	1002.11	1017.80	1048.84	1054.45	8.30
		day 3	941.82	920.29	945.43	927.34	984.86	943.95	
	10240.00	day 1	11443.69	11599.67	11510.23	11556.78	11394.51	11500.98	
		day 2	10759.30	11136.62	10934.50	10918.86	11229.59	10995.77	2.73
		day 3	11541.25	10905.70	10965.19	10749.26	11317.91	11095.86	
柚皮素	51.30	day 1	45.65	44.33	43.05	49.05	41.84	44.78	
		day 2	41.93	44.07	44.01	55.44	56.25	48.34	12.84
		day 3	44.89	59.80	55.73	43.31	53.67	51.48	
	1026.00	day 1	990.10	1078.43	1084.49	998.59	1052.01	1040.72	
		day 2	1035.07	993.97	999.32	1051.67	1061.47	1028.30	5.00
		day 3	1142.26	1065.61	1117.76	1077.87	1162.81	1113.26	
	10260.00	day 1	10505.85	10342.10	10548.95	10440.11	10252.53	10417.91	
		day 2	10743.37	9986.63	10279.39	10317.84	10967.44	10458.93	4.59
		day 3	11634.67	11110.98	11447.76	11104.05	11220.60	11303.61	

表 2-31 肌肉组织日内精密度和准确度

样品	测定结果	浓度/ (ng·g^{-1})	1	2	3	4	5	平均值	RSD/%
柚皮苷	精密度	25.60	25.23	28.46	29.43	27.99	24.74	27.17	7.61
		512.00	451.05	460.41	492.39	519.60	443.72	473.43	6.72
		5120.00	5063.88	4998.92	5091.83	4950.44	5010.54	5023.12	1.11
	准确度	25.60	98.60	111.20	115.00	109.30	96.60	106.14	7.62
		512.00	88.10	89.90	96.20	101.50	86.70	92.48	6.72
		5120.00	98.90	97.60	99.40	96.70	97.90	98.10	1.09
柚皮素	精密度	25.65	26.83	27.23	26.96	24.57	26.73	26.46	4.06
		513.00	498.28	533.96	505.03	520.34	497.47	511.02	3.09
		5130.00	4710.51	4777.35	4879.74	4749.42	4653.92	4754.19	1.77
	准确度	25.65	104.60	106.20	105.10	95.80	104.20	103.18	4.06
		513.00	97.10	104.10	98.40	101.40	97.00	99.60	3.09
		5130.00	91.80	93.10	95.10	92.60	90.70	92.66	1.77

表 2-32 脂肪组织日内精密度和准确度

样品	测定结果	浓度/ (ng·g^{-1})	1	2	3	4	5	平均值	RSD/%
柚皮苷	精密度	25.60	21.83	24.37	23.53	24.50	24.79	23.80	5.04
		512.00	509.74	498.92	472.71	475.22	452.65	481.85	4.70
		5120.00	5175.67	5359.43	5089.83	5285.61	5562.37	5294.58	3.43
	准确度	25.60	85.30	95.20	91.90	95.70	96.80	92.98	5.02
		512.00	99.60	97.40	92.30	92.80	88.40	94.10	4.71
		5120.00	101.10	104.70	99.40	103.20	108.60	103.40	3.42
柚皮素	精密度	25.65	24.91	23.68	28.55	24.52	25.46	25.42	7.33
		513.00	511.05	492.54	512.09	510.93	481.73	501.67	2.75
		5130.00	5236.84	5408.54	4871.07	5360.32	5493.49	5274.05	4.62
	准确度	25.65	97.10	92.30	111.30	95.60	99.20	99.10	7.33
		513.00	99.60	96.00	99.80	99.60	93.90	97.78	2.75
		5130.00	102.10	105.40	95.00	104.50	107.10	102.82	4.60

表2-33　脑组织日内精密度和准确度

样　品	测定结果	浓度/ (ng·g⁻¹)	1	2	3	4	5	平均值	RSD/ %
柚皮苷	精密度	25.60	28.38	22.51	27.08	20.71	21.44	24.02	14.46
		512.00	492.30	493.59	485.71	492.32	522.97	497.38	2.94
		5120.00	5771.24	5503.22	5507.20	5576.53	5492.55	5570.15	2.10
	准确度	25.60	110.90	87.90	105.80	80.90	83.80	93.86	14.47
		512.00	96.20	96.40	94.90	96.20	102.10	97.16	2.91
		5120.00	112.70	107.50	107.60	108.90	107.30	108.80	2.09
柚皮素	精密度	25.65	21.78	27.80	26.50	24.13	25.00	25.04	9.19
		513.00	512.29	524.07	527.18	523.04	503.23	517.96	1.92
		5130.00	5535.16	5357.63	5853.20	5151.16	5361.61	5451.75	4.81
	准确度	25.65	84.90	108.40	103.30	94.10	97.50	97.64	9.20
		513.00	99.90	102.20	102.80	102.00	98.10	101.00	1.94
		5130.00	107.90	104.40	114.10	100.40	104.50	106.26	4.82

表2-34　卵巢组织日内精密度和准确度

样　品	测定结果	浓度/ (ng·g⁻¹)	1	2	3	4	5	平均值	RSD/ %
柚皮苷	精密度	25.60	23.01	27.02	20.96	27.95	24.83	24.75	11.57
		512.00	573.45	566.08	496.48	560.33	530.49	545.37	5.84
		5120.00	5670.31	5544.33	5467.64	5606.53	5289.57	5515.68	2.66
	准确度	25.60	89.90	105.50	81.90	109.20	97.00	96.70	11.55
		512.00	112.00	110.60	97.00	109.40	103.60	106.52	5.83
		5120.00	110.70	108.30	106.80	109.50	103.30	107.72	2.66
柚皮素	精密度	25.65	23.95	25.71	21.77	25.98	21.56	23.79	8.81
		513.00	574.78	529.93	539.42	526.55	533.33	540.80	3.62
		5130.00	5523.61	5345.79	5340.71	5493.68	5597.90	5460.34	2.08
	准确度	25.65	93.40	100.30	84.90	101.30	84.10	92.80	8.80
		513.00	112.00	103.30	105.10	102.60	104.00	105.40	3.61
		5130.00	107.70	104.20	104.10	107.10	109.10	106.44	2.08

表 2-35　睾丸组织日内精密度和准确度

样　品	测定结果	浓度/ (ng·g⁻¹)	1	2	3	4	5	平均值	RSD/%
柚皮苷	精密度	25.60	21.40	28.48	22.18	22.08	24.81	23.79	12.30
		512.00	499.25	507.40	500.67	513.17	507.17	505.53	1.12
		5120.00	5628.53	5481.24	5716.02	5570.95	5704.99	5620.35	1.74
	准确度	25.60	83.60	111.30	86.60	86.20	96.90	92.92	12.34
		512.00	97.50	99.10	97.80	100.20	99.10	98.74	1.11
		5120.00	109.90	107.10	111.60	108.80	111.40	109.76	1.71
柚皮素	精密度	25.65	26.92	30.56	24.81	26.31	29.22	27.56	8.37
		513.00	563.84	581.00	576.64	558.58	558.80	567.77	1.83
		5130.00	5609.33	5744.22	5279.38	5816.84	5682.36	5626.43	3.71
	准确度	25.65	105.00	119.10	96.70	102.60	113.90	107.46	8.35
		513.00	109.90	113.30	112.40	108.90	108.90	110.68	1.85
		5130.00	109.30	112.00	102.90	113.40	110.80	109.68	3.72

5. 稳定性

含药生物样品冻融稳定性：以心、肝、脾、肺、肾、胃、肠、气管 8 个组织为例考察含药生物样品冻融稳定性。取空白组织匀浆液 100 μL，分别向离心管中加入指定浓度（分别对应 QC 样品中的高、中、低浓度）的柚皮苷/柚皮素对照品溶液，混匀，将该含药血浆于 -20 ℃冻融 3 次（每次间隔 24 h），每次冻融后，按"线性和 QC 样品制备"操作，测定，结果（表 2-36 ~ 表 2-43）表明：含药生物样品于 -20 ℃下冻融 3 次后，低、中、高浓度准确度为 85% ~ 115%，稳定性良好。

含药组织样品室温放置稳定性：以心、肝、脾、肺、肾、胃、肠、气管 8 个组织为例考察含药生物样品冻融稳定性。取空白组织匀浆液 100 μL，分别向离心管中加入指定浓度（分别对应 QC 样品中的高、中、低浓度）的柚皮苷/柚皮素对照品溶液，混匀，分别于室温放置到指定时间（0 h、4 h、8 h）后，按"组织样品处理方法"操作，测定。结果（表 2-44 ~ 表 2-51）表明：测得不同浓度柚皮苷和柚皮素的 RSD 值均小于 10%，低、中、高浓度准确度均在 85% ~ 115%，组织样品室温放置 8 h 内稳定。

制备样品挥干后室温放置稳定性：以心、肝、脾、肺、肾、胃、肠、气管 8 个组织为例考察组织样品挥干后室温放置稳定性。按"线性和 QC 样品制备"制备，样品挥干后放置，于给定时间（0 h、12 h、24 h）复溶，按"组织样品处理方法"操作、测定，计算测得浓度。结果（表 2-52 ~ 表 2-59）表明：低、中、高浓度准确度均在85%～115%，组织样品挥干后室温放置24 h稳定。

制备样品复溶后室温放置稳定性：以心、肝、脾、肺、肾、胃、肠、气管8个组织为例考察组织样品复溶后室温放置稳定性。样品按"线性和QC样品制备"操作，复溶后室温放置，分别于0 h、4 h、8 h测定，考察待测样品的室温放置稳定性。结果（表2-60～表2-67）表明：样品复溶后，各组织低浓度样品在8 h内的 $RSD<15\%$，中、高浓度样品在8 h内 $RSD<10\%$，低、中、高浓度准确度均在85%～115%，说明样品复溶后在室温放置8 h内稳定。

组织样品超低温冰箱（-70 ℃）长期放置稳定性：考察心、肝、脾、肺、肾等12个组织样品-70 ℃下长期放置稳定性。在进行组织样品采样的同时，制备组织空白匀浆液，取各组织空白组织液100 μL，分别加入指定浓度的柚皮苷、柚皮素对照品溶液，混匀后置于-70 ℃冻存，于真实样品测定时取出，以考察真实样品长期放置稳定性。按"线性和QC样品制备"操作、测定，计算测得浓度。结果（表2-68～表2-80）表明：长期放置后样品中柚皮苷、柚皮素的含量准确度95%～105%，故含药组织样品在-70 ℃长期放置6个月内稳定。

表2-36 心组织样品中冻融稳定性考察

样品	冻融次数	理论浓度/(ng·g⁻¹) (L)	测定浓度/(ng·g⁻¹) (L)	平均浓度/(ng·g⁻¹) (L)	准确度/% (L)	理论浓度/(ng·g⁻¹) (M)	测定浓度/(ng·g⁻¹) (M)	平均浓度/(ng·g⁻¹) (M)	准确度/% (M)	理论浓度/(ng·g⁻¹) (H)	测定浓度/(ng·g⁻¹) (H)	平均浓度/(ng·g⁻¹) (H)	准确度/% (H)
柚皮苷	1次	25.60	27.23	26.80	104.69	512.00	500.96	492.27	96.15	5120.00	5088.25	5317.91	103.87
			28.13				487.76				5396.36		
			25.05				488.09				5469.12		
	2次		28.27	28.01	109.41		538.44	505.95	98.82		4606.25	5024.95	98.14
			26.68				479.52				5236.56		
			29.08				499.88				5232.03		
	3次		27.96	25.96	101.41		544.00	551.90	107.79		5650.53	5164.54	100.87
			26.74				545.76				4623.80		
			23.19				565.95				5219.30		
柚皮素	1次	25.65	26.68	24.00	93.57	513.00	529.13	525.22	102.38	5130.00	5759.11	5657.36	110.28
			23.75				517.53				5697.09		
			21.57				529.01				5515.89		
	2次		22.25	25.73	100.31		518.22	504.07	98.26		4439.91	4545.82	88.61
			26.30				451.29				4526.14		
			28.64				542.70				4671.42		
	3次		26.01	27.14	105.81		530.24	509.88	99.39		4843.86	4771.77	93.02
			28.62				495.30				4447.57		
			26.80				504.10				5023.88		

表2-37 肝组织样品冻融稳定性考察

样品	冻融次数	L 理论浓度/(ng·g⁻¹)	L 测定浓度/(ng·g⁻¹)	L 平均浓度/(ng·g⁻¹)	L 准确度/%	M 理论浓度/(ng·g⁻¹)	M 测定浓度/(ng·g⁻¹)	M 平均浓度/(ng·g⁻¹)	M 准确度/%	H 理论浓度/(ng·g⁻¹)	H 测定浓度/(ng·g⁻¹)	H 平均浓度/(ng·g⁻¹)	H 准确度/%
柚皮苷	1次	25.60	21.21	21.76	85.00	512.00	554.44	518.81	101.33	5120.00	5548.45	5085.22	99.32
			21.60				473.73				4703.72		
			22.48				528.26				5003.48		
	2次		26.67	26.06	101.80		526.89	532.01	103.91		5014.75	5190.71	101.38
			27.17				541.65				5245.29		
			24.34				527.49				5312.08		
	3次		27.29	26.89	105.04		555.52	549.07	107.24		5447.17	5609.33	109.56
			25.61				526.41				5783.11		
			27.77				565.29				5597.72		
柚皮素	1次	25.65	23.68	23.80	92.79	513.00	586.94	560.41	109.24	5130.00	5622.8	5453.38	106.30
			24.76				523.53				5089.87		
			22.96				570.75				5647.48		
	2次		26.08	25.84	100.74		538.91	546.78	106.58		5485.55	5398.51	105.23
			24.87				554.16				5245.81		
			26.58				547.27				5464.17		
	3次		22.88	23.67	92.28		544.14	524.15	102.17		4934.13	5269.61	102.72
			25.10				520.98				5425.92		
			23.02				507.34				5448.77		

表2-38 脾组织样品冻融稳定性考察

样品	冻融次数	L 理论浓度/(ng·g⁻¹)	测定浓度/(ng·g⁻¹)	平均浓度/(ng·g⁻¹)	准确度/%	M 理论浓度/(ng·g⁻¹)	测定浓度/(ng·g⁻¹)	平均浓度/(ng·g⁻¹)	准确度/%	H 理论浓度/(ng·g⁻¹)	测定浓度/(ng·g⁻¹)	平均浓度/(ng·g⁻¹)	准确度/%
柚皮苷	1次	25.60	24.94 30.58 26.11	27.21	106.29	512.00	513.86 507.88 480.23	500.66	97.79	5120.00	5412.86 5148.43 5039.19	5200.16	101.57
	2次		26.63 28.07 28.77	27.82	108.67		499.41 570.94 457.90	509.42	99.50		5091.35 5290.10 5245.32	5208.92	101.74
	3次		22.66 28.59 24.52	25.26	98.67		587.06 571.51 550.74	569.77	111.28		5587.55 5845.47 5610.61	5681.21	110.96
柚皮素	1次	25.65	25.72 27.82 26.76	26.77	104.37	513.00	548.73 544.49 532.87	542.03	105.66	5130.00	5723.27 5799.68 5743.55	5755.50	112.19
	2次		29.00 26.96 24.55	26.84	104.64		517.95 526.63 518.61	521.06	101.57		5060.04 5476.21 5581.85	5372.70	104.73
	3次		25.67 24.60 24.97	25.08	97.78		539.85 530.23 502.50	524.19	102.18		5480.31 5775.18 5501.13	5585.54	108.88

表2-39 肺组织样品冻融稳定性考察

样品	冻融次数	L 理论浓度/(ng·g⁻¹)	L 测定浓度/(ng·g⁻¹)	L 平均浓度/(ng·g⁻¹)	L 准确度/%	M 理论浓度/(ng·g⁻¹)	M 测定浓度/(ng·g⁻¹)	M 平均浓度/(ng·g⁻¹)	M 准确度/%	H 理论浓度/(ng·g⁻¹)	H 测定浓度/(ng·g⁻¹)	H 平均浓度/(ng·g⁻¹)	H 准确度/%
柚皮苷	1次	25.60	28.66	28.31	110.59	512.00	519.29	544.67	106.38	5120.00	5166.35	5200.91	101.58
			27.36				583.21				5294.11		
			28.92				531.51				5142.27		
	2次		26.11	23.45	91.60		506.78	529.87	103.49		5147.94	5093.93	99.49
			22.64				560.59				4918.03		
			21.6				522.25				5215.83		
	3次		25.14	26.08	101.88		500.07	513.18	100.23		4806.94	4938.30	96.45
			29.43				513.08				5123.15		
			23.68				526.40				4884.82		
柚皮素	1次	25.65	24.07	26.59	103.66	513.00	488.87	508.16	99.06	5130.00	5230.78	5146.30	100.32
			27.01				537.96				4863.19		
			28.69				497.66				5344.93		
	2次		23.51	23.21	90.49		536.86	528.64	103.05		4889.30	4939.31	96.28
			23.98				487.75				4982.34		
			22.13				561.32				4946.30		
	3次		22.67	23.03	89.79		499.71	543.47	105.94		4797.66	4912.12	95.75
			21.91				575.96				5184.81		
			24.50				554.74				4753.89		

表2-40 肾组织样品冻融稳定性考察

样品	冻融次数	L 理论浓度/(ng·g⁻¹)	L 测定浓度/(ng·g⁻¹)	L 平均浓度/(ng·g⁻¹)	L 准确度/%	M 理论浓度/(ng·g⁻¹)	M 测定浓度/(ng·g⁻¹)	M 平均浓度/(ng·g⁻¹)	M 准确度/%	H 理论浓度/(ng·g⁻¹)	H 测定浓度/(ng·g⁻¹)	H 平均浓度/(ng·g⁻¹)	H 准确度/%
柚皮苷	1次	25.60	27.99 / 22.57 / 28.60	26.39	103.09	512.00	507.22 / 524.52 / 532.43	521.39	101.83	5120.00	5637.83 / 4546.45 / 4713.46	4965.91	96.99
	2次		29.45 / 28.40 / 28.56	28.80	112.50		561.37 / 595.01 / 557.98	571.45	111.61		5346.31 / 5270.91 / 5649.47	5422.23	105.90
	3次		24.47 / 25.05 / 26.40	25.31	98.87		441.96 / 464.28 / 447.15	451.13	88.11		4948.23 / 4929.75 / 4912.86	4930.28	96.29
柚皮素	1次	25.65	29.30 / 27.27 / 29.43	28.67	111.77	513.00	526.82 / 534.74 / 472.95	511.50	99.71	5130.00	5612.62 / 4468.84 / 4932.50	5004.65	97.56
	2次		29.53 / 27.66 / 29.14	28.78	112.20		534.77 / 581.62 / 540.56	552.32	107.66		5550.65 / 5275.16 / 5281.01	5368.94	104.66
	3次		26.72 / 25.67 / 23.44	25.28	98.56		462.87 / 496.24 / 494.59	484.57	94.46		5278.96 / 5368.37 / 5293.38	5313.57	103.58

表2-41　气管组织样品冻融稳定性考察

样品	冻融次数	L				M				H			
		理论浓度/ (ng·g^{-1})	测定浓度/ (ng·g^{-1})	平均浓度/ (ng·g^{-1})	准确度/ %	理论浓度/ (ng·g^{-1})	测定浓度/ (ng·g^{-1})	平均浓度/ (ng·g^{-1})	准确度/ %	理论浓度/ (ng·g^{-1})	测定浓度/ (ng·g^{-1})	平均浓度/ (ng·g^{-1})	准确度/ %
柚皮苷	1次	51.20	53.34 54.15 53.93	53.81	105.10	1024.00	1071.93 1131.59 1002.11	1068.54	104.35	10240.00	10759.30 11136.62 10934.50	10943.47	106.87
	2次		53.83 50.95 52.66	52.48	102.50		1070.80 1146.89 1034.32	1084.00	105.86		11023.62 11354.69 11109.48	11162.60	109.01
	3次		56.56 48.64 53.78	52.99	103.50		966.36 944.27 980.02	963.55	94.10		10960.21 11214.06 10942.61	11038.96	107.80
柚皮素	1次	51.30	41.93 44.07 44.01	43.34	84.48	1026.00	1035.07 993.97 999.32	1009.45	98.39	10260.00	10743.37 9986.63 10279.39	10336.46	100.75
	2次		53.42 53.38 56.10	54.30	105.85		1047.88 1012.45 986.68	1015.67	98.99		10772.86 10021.15 10217.77	10337.26	100.75
	3次		51.78 43.73 53.07	49.53	96.55		1111.93 1073.09 1151.94	1112.32	108.41		10597.79 11369.51 11160.20	11042.50	107.63

表2-42 胃组织样品冻融稳定性考察

样品	冻融次数	L 理论浓度/(ng·g⁻¹)	测定浓度/(ng·g⁻¹)	平均浓度/(ng·g⁻¹)	准确度/%	M 理论浓度/(ng·g⁻¹)	测定浓度/(ng·g⁻¹)	平均浓度/(ng·g⁻¹)	准确度/%	H 理论浓度/(ng·g⁻¹)	测定浓度/(ng·g⁻¹)	平均浓度/(ng·g⁻¹)	准确度/%
柚皮苷	1次	25.60	26.70	27.52	107.50	512.00	529.80	503.70	98.38	5120.00	5644.18	5623.06	109.83
			29.01				494.15				5472.61		
			26.85				487.15				5752.40		
	2次		20.56	22.33	87.23		497.21	511.74	99.95		5205.59	5247.56	102.49
			24.08				512.47				5351.19		
			22.36				525.55				5185.90		
	3次		30.61	28.18	110.08		583.94	570.45	111.42		5754.50	5684.08	111.02
			27.55				563.12				5575.52		
			26.39				564.28				5722.21		
柚皮素	1次	25.65	29.65	27.37	106.71	513.00	580.98	531.45	103.60	5130.00	5735.31	5610.71	109.37
			27.78				511.18				5542.47		
			24.69				502.18				5554.35		
	2次		23.14	23.98	93.49		496.47	508.66	99.15		4790.98	4758.34	92.76
			23.91				509.74				4616.99		
			24.88				519.77				4867.05		
	3次		22.31	24.08	93.88		517.35	506.86	98.80		5140.91	5248.07	102.30
			25.30				497.73				5386.58		
			24.63				505.51				5216.73		

表2-43　肠组织样品冻融稳定性考察

样品	冻融次数	L				M				H			
		理论浓度/(ng·g⁻¹)	测定浓度/(ng·g⁻¹)	平均浓度/(ng·g⁻¹)	准确度/%	理论浓度/(ng·g⁻¹)	测定浓度/(ng·g⁻¹)	平均浓度/(ng·g⁻¹)	准确度/%	理论浓度/(ng·g⁻¹)	测定浓度/(ng·g⁻¹)	平均浓度/(ng·g⁻¹)	准确度/%
柚皮苷	1次	25.60	29.49 27.46 29.64	28.86	112.73	512.00	494.67 517.37 469.05	493.70	96.43	5120.00	4675.53 4729.83 4658.10	4687.82	91.56
	2次		24.87 29.99 28.15	27.67	108.09		493.09 559.58 482.00	511.56	99.91		4684.27 4971.91 4762.51	4806.23	93.87
	3次		25.11 26.92 27.38	26.47	103.40		508.52 500.90 515.98	508.47	99.31		5184.06 5214.47 5251.45	5216.66	101.89
柚皮素	1次	25.65	24.70 23.43 22.46	23.53	91.73	513.00	558.12 526.44 535.93	540.16	105.29	5130.00	5083.48 5322.14 5011.80	5139.14	100.18
	2次		25.49 24.58 23.72	24.60	95.91		545.13 441.28 528.77	505.06	98.45		5180.91 5216.82 5408.61	5268.78	102.71
	3次		27.12 26.51 24.23	25.95	101.17		558.53 543.76 501.69	534.66	104.22		5381.70 5601.74 5483.39	5488.94	107.00

表2-44 心组织含药样品室温放置稳定性考察

样品	放置时间	L 理论浓度/(ng·g⁻¹)	L 测定浓度/(ng·g⁻¹)	L 平均浓度/(ng·g⁻¹)	L 准确度/%	M 理论浓度/(ng·g⁻¹)	M 测定浓度/(ng·g⁻¹)	M 平均浓度/(ng·g⁻¹)	M 准确度/%	H 理论浓度/(ng·g⁻¹)	H 测定浓度/(ng·g⁻¹)	H 平均浓度/(ng·g⁻¹)	H 准确度/%
柚皮苷	0 h	25.60	29.53	25.33	98.95	512.00	475.82	497.59	97.19	5120.00	5150.05	4871.29	95.14
			23.98				505.69				4750.11		
			22.47				511.25				4713.71		
	4 h		27.02	26.73	104.41		488.81	517.70	101.11		4622.31	5076.04	99.14
			25.45				503.07				5306.58		
			27.73				561.22				5299.22		
	8 h		29.39	27.37	106.91		499.49	525.45	102.63		4639.12	5116.30	99.93
			22.59				521.24				5411.73		
			30.13				555.63				5298.04		
柚皮素	0 h	25.65	24.95	22.45	87.52	513.00	533.47	522.81	101.91	5130.00	5051.47	4996.54	97.40
			20.73				523.56				5218.85		
			21.68				511.40				4719.31		
	4 h		22.57	27.26	106.28		455.55	484.05	94.36		4460.95	4572.79	89.14
			30.25				547.06				4629.71		
			28.97				449.55				4627.70		
	8 h		22.62	27.39	106.78		453.06	480.34	93.63		4531.40	4594.97	89.57
			29.71				549.59				4624.23		
			29.85				438.37				4629.27		

表2-45 肝组织含药样品室温放置稳定性考察

样品	放置时间	L 理论浓度/ (ng·g⁻¹)	L 测定浓度/ (ng·g⁻¹)	L 平均浓度/ (ng·g⁻¹)	L 准确度/ %	M 理论浓度/ (ng·g⁻¹)	M 测定浓度/ (ng·g⁻¹)	M 平均浓度/ (ng·g⁻¹)	M 准确度/ %	H 理论浓度/ (ng·g⁻¹)	H 测定浓度/ (ng·g⁻¹)	H 平均浓度/ (ng·g⁻¹)	H 准确度/ %
柚皮苷	0 h	25.60	28.52 / 29.89 / 28.88	29.10	113.67	512.00	539.13 / 505.50 / 552.56	532.40	103.98	5120.00	5305.49 / 5202.80 / 5479.26	5329.18	104.09
	4 h		29.44 / 26.84 / 28.08	28.12	109.84		569.72 / 513.13 / 580.77	554.54	108.31		5473.80 / 5063.84 / 5644.83	5394.16	105.35
	8 h		26.69 / 26.99 / 28.34	27.34	106.80		557.69 / 516.93 / 530.71	535.11	104.51		5522.51 / 5115.63 / 5264.39	5300.84	103.53
柚皮素	0 h	25.65	26.28 / 26.25 / 29.60	27.38	106.74	513.00	542.24 / 521.46 / 575.77	546.49	106.53	5130.00	5482.01 / 5000.17 / 5511.39	5331.19	103.92
	4 h		25.04 / 26.27 / 27.44	26.25	102.34		544.36 / 523.27 / 520.02	529.22	103.16		5011.33 / 4808.25 / 5712.57	5177.38	100.92
	8 h		25.08 / 25.90 / 27.15	26.04	101.52		541.54 / 517.60 / 483.86	514.33	100.26		5028.08 / 4843.14 / 5087.51	4986.24	97.20

表2-46 脾组织含药样品室温放置稳定性考察

样品	放置时间	L				M				H			
		理论浓度/ (ng·g⁻¹)	测定浓度/ (ng·g⁻¹)	平均浓度/ (ng·g⁻¹)	准确度/ %	理论浓度/ (ng·g⁻¹)	测定浓度/ (ng·g⁻¹)	平均浓度/ (ng·g⁻¹)	准确度/ %	理论浓度/ (ng·g⁻¹)	测定浓度/ (ng·g⁻¹)	平均浓度/ (ng·g⁻¹)	准确度/ %
柚皮苷	0 h	25.60	24.94	27.21	106.29	512.00	513.86	500.66	97.79	5120.00	5412.86	5200.16	101.57
			30.58				507.88				5148.43		
			26.11				480.23				5039.19		
	4 h		25.94	27.30	106.64		502.14	492.93	96.28		5046.15	5293.94	103.40
			28.19				502.79				5321.20		
			27.76				473.85				5514.48		
	8 h		26.48	27.20	106.25		506.40	511.74	99.95		5193.91	5250.64	102.55
			27.47				511.86				5447.62		
			27.65				516.96				5110.38		
柚皮素	0 h	25.65	25.72	26.77	104.37	513.00	548.73	542.03	105.66	5130.00	5723.27	5755.50	112.19
			27.82				544.49				5799.68		
			26.76				532.87				5743.55		
	4 h		26.94	27.44	106.98		514.69	518.19	101.01		5268.39	5475.07	106.73
			28.50				530.60				5528.17		
			26.89				509.27				5628.65		
	8 h		26.86	26.66	103.94		518.30	530.76	103.46		5560.77	5602.68	109.21
			29.00				537.11				5554.12		
			24.11				536.87				5693.15		

表2-47 肺组织含药样品室温放置稳定性考察

样品	放置时间	L				M				H			
		理论浓度/(ng·g⁻¹)	测定浓度/(ng·g⁻¹)	平均浓度/(ng·g⁻¹)	准确度/%	理论浓度/(ng·g⁻¹)	测定浓度/(ng·g⁻¹)	平均浓度/(ng·g⁻¹)	准确度/%	理论浓度/(ng·g⁻¹)	测定浓度/(ng·g⁻¹)	平均浓度/(ng·g⁻¹)	准确度/%
柚皮苷	0 h	25.60	28.66 27.36 28.92	28.31	110.59	512.00	519.29 583.21 531.51	544.67	106.38	5120.00	5166.35 5294.11 5142.27	5200.91	101.58
	4 h		22.77 25.01 24.60	24.13	94.26		579.91 565.43 558.57	567.97	110.93		5613.40 5628.39 5559.23	5600.34	109.38
	8 h		23.33 26.89 24.34	24.85	97.07		572.56 545.54 587.07	568.39	111.01		5509.16 5606.78 5600.95	5572.30	108.83
柚皮素	0 h	25.65	24.07 27.01 28.69	26.59	103.66	513.00	488.87 537.96 497.66	508.16	99.06	5130.00	5230.78 4863.19 5344.93	5146.30	100.32
	4 h		22.56 26.74 22.08	23.79	92.75		439.26 510.71 502.30	484.09	94.36		4765.52 4996.99 5058.17	4940.23	96.30
	8 h		24.06 25.21 22.73	24.00	93.57		474.08 517.03 447.19	479.43	93.46		4864.82 4998.28 4881.08	4914.73	95.80

表2-48 肾组织含药样品室温放置稳定性考察

样品	放置时间	L				M				H			
		理论浓度/(ng·g⁻¹)	测定浓度/(ng·g⁻¹)	平均浓度/(ng·g⁻¹)	准确度/%	理论浓度/(ng·g⁻¹)	测定浓度/(ng·g⁻¹)	平均浓度/(ng·g⁻¹)	准确度/%	理论浓度/(ng·g⁻¹)	测定浓度/(ng·g⁻¹)	平均浓度/(ng·g⁻¹)	准确度/%
柚皮苷	0 h	25.60	26.40 26.99 26.49	26.63	104.02	512.00	469.40 460.64 461.72	463.92	90.61	5120.00	5066.74 4971.61 4382.09	4806.81	93.88
	4 h		29.62 24.83 25.85	26.77	104.57		453.51 474.94 461.89	463.45	90.52		5002.24 4999.80 4949.92	4983.99	97.34
	8 h		26.08 25.43 22.65	24.72	96.56		483.23 441.00 466.12	463.45	90.52		4914.38 4837.93 4782.01	4844.77	94.62
柚皮素	0 h	25.65	28.05 28.93 26.28	27.75	108.19	513.00	475.65 461.96 470.44	469.35	91.49	5130.00	5297.92 5123.29 5069.74	5163.65	100.66
	4 h		22.36 23.22 29.83	25.14	98.01		469.52 486.93 503.93	486.79	94.89		5364.97 5448.46 5265.71	5359.71	104.48
	8 h		27.11 26.92 25.92	26.65	103.90		501.52 460.40 484.67	482.20	94.00		5194.33 5226.72 5231.76	5217.60	101.71

表2-49 胃组织含药样品室温放置稳定性考察

样品	放置时间	L				M				H			
		理论浓度/ (ng·g⁻¹)	测定浓度/ (ng·g⁻¹)	平均浓度/ (ng·g⁻¹)	准确度/ %	理论浓度/ (ng·g⁻¹)	测定浓度/ (ng·g⁻¹)	平均浓度/ (ng·g⁻¹)	准确度/ %	理论浓度/ (ng·g⁻¹)	测定浓度/ (ng·g⁻¹)	平均浓度/ (ng·g⁻¹)	准确度/ %
柚皮苷	0 h	25.60	26.70 / 29.01 / 26.85	27.52	107.50	512.00	529.80 / 494.15 / 487.15	503.70	98.38	5120.00	5644.18 / 5472.61 / 5752.40	5623.06	109.83
	4 h		25.32 / 28.33 / 22.01	25.22	98.52		497.46 / 492.74 / 518.10	502.77	98.20		5469.73 / 4931.92 / 5209.10	5203.58	101.63
	8 h		27.96 / 23.03 / 24.20	25.06	97.89		501.76 / 504.27 / 530.11	512.05	100.01		5559.87 / 4995.13 / 5288.49	5281.16	103.15
柚皮素	0 h	25.65	29.65 / 27.78 / 24.69	27.37	106.71	513.00	580.98 / 511.18 / 502.18	531.45	103.60	5130.00	5735.31 / 5542.47 / 5554.35	5610.71	109.37
	4 h		28.72 / 25.45 / 29.06	27.74	108.15		524.00 / 514.97 / 514.02	517.66	100.91		5479.58 / 5379.47 / 5125.48	5328.18	103.86
	8 h		28.90 / 28.11 / 28.70	28.57	111.38		526.37 / 522.69 / 523.24	524.10	102.16		5610.44 / 5448.44 / 5178.96	5412.61	105.51

表2-50 肠组织含药样品室温放置稳定性考察

样品	放置时间	L 理论浓度/(ng·g⁻¹)	L 测定浓度/(ng·g⁻¹)	L 平均浓度/(ng·g⁻¹)	L 准确度/%	M 理论浓度/(ng·g⁻¹)	M 测定浓度/(ng·g⁻¹)	M 平均浓度/(ng·g⁻¹)	M 准确度/%	H 理论浓度/(ng·g⁻¹)	H 测定浓度/(ng·g⁻¹)	H 平均浓度/(ng·g⁻¹)	H 准确度/%
柚皮苷	0 h	25.60	25.46 / 27.22 / 24.14	25.61	100.04	512.00	504.03 / 499.13 / 483.12	495.43	96.76	5120.00	4970.94 / 4873.88 / 4796.14	4880.32	95.32
	4 h		26.91 / 26.86 / 27.19	26.99	105.43		489.32 / 498.99 / 475.62	487.98	95.31		4922.67 / 4984.29 / 4831.70	4912.89	95.95
	8 h		27.90 / 26.20 / 24.75	26.28	102.66		501.04 / 497.57 / 488.27	495.63	96.80		4880.00 / 4737.33 / 5073.73	4897.02	95.64
柚皮素	0 h	25.65	21.44 / 27.06 / 24.69	24.40	95.13	513.00	525.32 / 531.44 / 534.29	530.35	103.38	5130.00	5460.43 / 5522.89 / 5113.93	5365.75	104.60
	4 h		25.90 / 24.67 / 25.70	25.42	99.10		518.95 / 540.96 / 532.25	530.72	103.45		5401.11 / 5619.74 / 5233.90	5418.25	105.62
	8 h		23.17 / 24.76 / 21.32	23.08	89.98		510.83 / 538.07 / 531.38	526.76	102.68		5210.42 / 5183.79 / 5261.71	5218.64	101.73

表2-51　气管组织含药样品室温放置稳定性考察

样品	放置时间	L 理论浓度/(ng·g⁻¹)	L 测定浓度/(ng·g⁻¹)	L 平均浓度/(ng·g⁻¹)	L 准确度/%	M 理论浓度/(ng·g⁻¹)	M 测定浓度/(ng·g⁻¹)	M 平均浓度/(ng·g⁻¹)	M 准确度/%	H 理论浓度/(ng·g⁻¹)	H 测定浓度/(ng·g⁻¹)	H 平均浓度/(ng·g⁻¹)	H 准确度/%
柚皮苷	0 h	51.20	50.87 / 52.22 / 51.99	51.69	100.96	1024.00	941.82 / 920.29 / 945.43	935.85	91.39	10240.00	11541.25 / 10905.70 / 10965.19	11137.38	108.76
	4 h		52.51 / 52.75 / 53.91	53.06	103.63		959.81 / 939.03 / 966.86	955.23	93.28		11098.62 / 11094.25 / 11770.01	11320.96	110.56
	8 h		51.97 / 49.03 / 50.21	50.40	98.44		953.12 / 978.03 / 996.49	975.88	95.30		11104.68 / 11164.93 / 11335.20	11201.60	109.39
柚皮素	0 h	51.30	44.89 / 59.80 / 55.73	53.47	104.23	1026.00	1142.26 / 1065.61 / 1117.76	1108.54	108.04	10260.00	11634.67 / 11110.98 / 11447.76	11397.80	111.09
	4 h		59.34 / 47.42 / 49.82	52.19	101.73		1086.15 / 1045.53 / 1053.24	1061.64	103.47		10674.81 / 11348.47 / 11154.37	11059.22	107.79
	8 h		51.31 / 44.10 / 46.18	47.20	92.01		1015.01 / 1046.62 / 1083.47	1048.37	102.18		10582.12 / 11533.81 / 11222.39	11112.77	108.31

表2-52 心组织样品择干后放置稳定性

样品	放置时间	L 理论浓度/(ng·g⁻¹)	L 测定浓度/(ng·g⁻¹)	L 平均浓度/(ng·g⁻¹)	L 准确度/%	M 理论浓度/(ng·g⁻¹)	M 测定浓度/(ng·g⁻¹)	M 平均浓度/(ng·g⁻¹)	M 准确度/%	H 理论浓度/(ng·g⁻¹)	H 测定浓度/(ng·g⁻¹)	H 平均浓度/(ng·g⁻¹)	H 准确度/%
柚皮苷	0 h	25.60	27.23	26.80	104.69	512.00	500.96	492.27	96.15	5120.00	5088.25	5317.91	103.87
			28.13				487.76				5396.36		
			25.05				488.09				5469.12		
	12 h		24.35	26.57	103.79		569.74	557.47	108.88		4747.52	5180.74	101.19
			30.02				568.63				5424.32		
			25.33				534.03				5370.38		
	24 h		29.23	28.48	111.25		556.09	568.46	111.03		5698.75	5662.89	110.60
			28.97				568.34				5585.13		
			27.24				580.95				5704.78		
柚皮素	0 h	25.65	26.68	24.00	93.57	513.00	529.13	525.22	102.38	5130.00	5759.11	5657.36	110.28
			23.75				517.53				5697.09		
			21.57				529.01				5515.89		
	12 h		28.32	27.50	107.21		447.92	459.03	89.48		4601.85	4618.77	90.03
			28.76				456.64				4612.92		
			25.41				472.52				4641.55		
	24 h		29.53	29.35	114.42		530.80	498.76	97.22		5019.43	4948.66	96.47
			29.47				509.04				5016.80		
			29.05				456.43				4809.76		

表2-53　肝组织样品挥干后放置稳定性

样品	放置时间	L				M				H			
		理论浓度/(ng·g⁻¹)	测定浓度/(ng·g⁻¹)	平均浓度/(ng·g⁻¹)	准确度/%	理论浓度/(ng·g⁻¹)	测定浓度/(ng·g⁻¹)	平均浓度/(ng·g⁻¹)	准确度/%	理论浓度/(ng·g⁻¹)	测定浓度/(ng·g⁻¹)	平均浓度/(ng·g⁻¹)	准确度/%
柚皮苷	0 h	25.60	26.79 / 22.53 / 24.25	24.52	95.78	512.00	518.76 / 518.04 / 524.09	520.30	101.62	5120.00	5215.78 / 5253.67 / 5251.82	5240.42	102.35
	12 h		26.43 / 26.84 / 26.30	26.52	103.59		528.32 / 541.34 / 534.44	534.70	104.43		5291.79 / 5269.76 / 5274.75	5278.77	103.10
	24 h		27.14 / 24.85 / 26.63	26.21	102.38		518.08 / 544.18 / 534.69	532.32	103.97		5310.27 / 5040.90 / 5292.24	5214.47	101.85
柚皮素	0 h	25.65	23.99 / 25.13 / 28.26	25.79	100.55	513.00	527.68 / 536.81 / 530.48	531.66	103.64	5130.00	5205.64 / 5286.72 / 5444.93	5312.43	103.56
	12 h		28.00 / 28.09 / 27.22	27.77	108.27		534.54 / 554.98 / 532.73	540.75	105.41		5368.73 / 5281.33 / 5317.13	5322.40	103.75
	24 h		28.75 / 26.58 / 26.33	27.22	106.12		548.65 / 542.49 / 558.53	549.89	107.19		5380.59 / 5628.67 / 5348.23	5452.50	106.29

表2-54 脾组织样品挥干后放置稳定性

样品	放置时间	L 理论浓度/(ng·g⁻¹)	L 测定浓度/(ng·g⁻¹)	L 平均浓度/(ng·g⁻¹)	L 准确度/%	M 理论浓度/(ng·g⁻¹)	M 测定浓度/(ng·g⁻¹)	M 平均浓度/(ng·g⁻¹)	M 准确度/%	H 理论浓度/(ng·g⁻¹)	H 测定浓度/(ng·g⁻¹)	H 平均浓度/(ng·g⁻¹)	H 准确度/%
柚皮苷	0 h	25.60	24.94	27.21	106.29	512.00	513.86	500.66	97.79	5120.00	5412.86	5200.16	101.57
			30.58				507.88				5148.43		
			26.11				480.23				5039.19		
	12 h		30.24	28.60	111.72		544.64	517.52	101.08		5150.46	5270.39	102.94
			29.68				528.06				5391.89		
			25.87				479.85				5268.81		
	24 h		25.88	26.05	101.76		530.05	515.80	100.74		5836.59	5534.64	108.10
			27.29				538.43				5486.79		
			24.97				478.93				5280.53		
柚皮素	0 h	25.65	25.72	26.77	104.37	513.00	548.73	542.03	105.66	5130.00	5723.27	5755.50	112.19
			27.82				544.49				5799.68		
			26.76				532.87				5743.55		
	12 h		28.07	28.14	109.71		585.04	548.77	106.97		5279.18	5469.75	106.62
			28.93				551.57				5495.12		
			27.41				509.71				5634.95		
	24 h		27.06	27.44	106.98		571.92	544.33	106.11		5160.33	5389.80	105.06
			27.17				548.52				5432.02		
			28.09				512.55				5577.05		

表2-55 肺组织样品挥干后放置稳定性

样品	放置时间	L				M				H			
		理论浓度/(ng·g⁻¹)	测定浓度/(ng·g⁻¹)	平均浓度/(ng·g⁻¹)	准确度/%	理论浓度/(ng·g⁻¹)	测定浓度/(ng·g⁻¹)	平均浓度/(ng·g⁻¹)	准确度/%	理论浓度/(ng·g⁻¹)	测定浓度/(ng·g⁻¹)	平均浓度/(ng·g⁻¹)	准确度/%
柚皮苷	0 h	25.60	28.66	28.31	110.59	512.00	519.29	544.67	106.38	5120.00	5166.35	5200.91	101.58
			27.36				583.21				5294.11		
			28.92				531.51				5142.27		
	12 h		23.46	23.98	93.67		583.67	567.02	110.75		5483.64	5534.62	108.10
			25.34				553.22				5552.58		
			23.14				564.17				5567.65		
	24 h		23.88	25.71	100.43		518.74	538.17	105.11		5265.20	5279.59	103.12
			25.10				571.91				5249.30		
			28.16				523.85				5324.26		
柚皮素	0 h	25.65	24.07	26.59	103.66	513.00	488.87	508.16	99.06	5130.00	5230.78	5146.30	100.32
			27.01				537.96				4863.19		
			28.69				497.66				5344.93		
	12 h		27.60	25.25	98.44		448.47	482.76	94.11		4728.77	4891.78	95.36
			24.99				495.85				4848.22		
			23.16				503.97				5098.36		
	24 h		25.41	24.79	96.65		541.75	538.99	105.07		5174.61	5095.23	99.32
			24.93				507.01				5079.91		
			24.03				568.20				5031.18		

表2-56 肾组织样品挥干后放置稳定性

样品	放置时间	L 理论浓度/(ng·g⁻¹)	L 测定浓度/(ng·g⁻¹)	L 平均浓度/(ng·g⁻¹)	L 准确度/%	M 理论浓度/(ng·g⁻¹)	M 测定浓度/(ng·g⁻¹)	M 平均浓度/(ng·g⁻¹)	M 准确度/%	H 理论浓度/(ng·g⁻¹)	H 测定浓度/(ng·g⁻¹)	H 平均浓度/(ng·g⁻¹)	H 准确度/%
柚皮苷	0 h	25.60	27.99	26.39	103.09	512.00	507.22	521.39	101.83	5120.00	5637.83	4965.91	96.99
			22.57				524.52				4546.45		
			28.60				532.43				4713.46		
	12 h		28.33	27.72	108.28		546.64	576.72	112.64		5297.39	5408.59	105.64
			28.60				579.54				5668.56		
			26.23				603.99				5259.83		
	24 h		25.50	27.35	106.84		480.50	468.06	91.42		4887.43	4825.85	94.25
			26.91				446.81				4801.84		
			29.64				476.86				4788.27		
柚皮素	0 h	25.65	29.30	28.67	111.77	513.00	526.82	511.50	99.71	5130.00	5612.62	5004.65	97.56
			27.27				534.74				4468.84		
			29.43				472.95				4932.50		
	12 h		27.46	26.06	101.60		509.51	545.74	106.38		5409.77	5388.60	105.04
			26.06				558.89				5447.58		
			24.66				568.82				5308.46		
	24 h		27.05	26.62	103.78		500.00	486.03	94.74		5207.83	5206.10	101.48
			27.20				463.01				5173.78		
			25.62				495.09				5236.70		

表 2-57 胃组织样品挥干后放置稳定性

样品	放置时间	L 理论浓度/(ng·g⁻¹)	L 测定浓度/(ng·g⁻¹)	L 平均浓度/(ng·g⁻¹)	L 准确度/%	M 理论浓度/(ng·g⁻¹)	M 测定浓度/(ng·g⁻¹)	M 平均浓度/(ng·g⁻¹)	M 准确度/%	H 理论浓度/(ng·g⁻¹)	H 测定浓度/(ng·g⁻¹)	H 平均浓度/(ng·g⁻¹)	H 准确度/%
柚皮苷	0 h	25.60	26.70	27.52	107.50	512.00	529.80	503.70	98.38	5120.00	5644.18	5623.06	109.83
			29.01				494.15				5472.61		
			26.85				487.15				5752.40		
	12 h		21.90	23.31	91.05		503.00	505.12	98.66		5281.07	5172.81	101.03
			24.06				499.20				4980.35		
			23.96				513.16				5257.01		
	24 h		30.39	27.56	107.66		588.03	572.63	111.84		5787.07	5704.59	111.42
			25.96				562.16				5599.73		
			26.34				567.69				5726.96		
柚皮素	0 h	25.65	29.65	27.37	106.71	513.00	580.98	531.45	103.60	5130.00	5735.31	5610.71	109.37
			27.78				511.18				5542.47		
			24.69				502.18				5554.35		
	12 h		28.80	28.80	112.28		520.69	518.56	101.08		5585.93	5427.12	105.79
			28.79				512.98				5499.44		
			28.82				522.01				5196.00		
	24 h		22.43	23.75	92.59		524.09	515.97	100.58		5157.89	5203.47	101.43
			25.46				510.07				5427.66		
			23.37				513.74				5024.87		

表2-58 肠组织样品挥干后放置稳定性

样品	放置时间	L				M				H			
		理论浓度/(ng·g⁻¹)	测定浓度/(ng·g⁻¹)	平均浓度/(ng·g⁻¹)	准确度/%	理论浓度/(ng·g⁻¹)	测定浓度/(ng·g⁻¹)	平均浓度/(ng·g⁻¹)	准确度/%	理论浓度/(ng·g⁻¹)	测定浓度/(ng·g⁻¹)	平均浓度/(ng·g⁻¹)	准确度/%
柚皮苷	0 h	25.60	25.46 / 27.22 / 24.14	25.61	100.04	512.00	504.03 / 499.13 / 483.12	495.43	96.76	5120.00	4970.94 / 4873.88 / 4796.14	4880.32	95.32
	12 h		24.80 / 26.93 / 25.14	25.62	100.08		511.27 / 516.31 / 481.45	503.01	98.24		4926.19 / 4844.87 / 5076.25	4949.10	96.66
	24 h		26.84 / 28.12 / 28.10	27.69	108.16		513.02 / 487.59 / 510.40	503.67	98.37		5183.25 / 5200.67 / 5185.63	5189.85	101.36
柚皮素	0 h	25.65	21.44 / 27.06 / 24.69	24.40	95.13	513.00	525.32 / 531.44 / 534.29	530.35	103.38	5130.00	5460.43 / 5522.89 / 5113.93	5365.75	104.60
	12 h		27.48 / 27.55 / 24.12	26.38	102.85		519.06 / 542.60 / 527.84	529.83	103.28		5211.32 / 5275.19 / 5223.44	5236.65	102.08
	24 h		24.81 / 30.07 / 23.65	26.18	102.07		564.01 / 550.65 / 487.28	533.98	104.09		5754.11 / 5591.42 / 5345.67	5563.73	108.45

表2-59　气管组织样品挥干后放置稳定性

样品	放置时间	L 理论浓度/(ng·g⁻¹)	L 测定浓度/(ng·g⁻¹)	L 平均浓度/(ng·g⁻¹)	L 准确度/%	M 理论浓度/(ng·g⁻¹)	M 测定浓度/(ng·g⁻¹)	M 平均浓度/(ng·g⁻¹)	M 准确度/%	H 理论浓度/(ng·g⁻¹)	H 测定浓度/(ng·g⁻¹)	H 平均浓度/(ng·g⁻¹)	H 准确度/%
柚皮苷	0 h	51.20	50.87 52.22 51.99	51.69	100.96	1024.00	941.82 920.29 945.43	935.85	91.39	10240.00	11541.25 10905.70 10965.19	11137.38	108.76
	12 h		51.43 50.81 54.23	52.16	101.88		962.18 991.27 1010.25	987.90	96.47		11686.93 11452.80 11425.18	11521.64	112.52
	24 h		53.63 49.51 48.50	50.55	98.73		947.31 960.34 1010.72	972.79	95.00		11573.75 11448.34 11677.64	11566.58	112.95
柚皮素	0 h	51.30	44.89 59.80 55.73	53.47	104.23	1026.00	1142.26 1065.61 1117.76	1108.54	108.04	10260.00	11634.67 11110.98 11447.76	11397.80	111.09
	12 h		53.00 53.12 58.47	54.86	106.94		1043.55 1052.77 1101.71	1066.01	103.90		10282.33 10371.36 10298.69	10317.46	100.56
	24 h		59.59 56.86 55.47	57.31	111.72		1058.43 1033.88 1090.38	1060.90	103.40		10367.58 10134.60 10259.89	10254.02	99.94

表2-60 心组织样品复溶后室温放置稳定性

样品	放置时间	L 理论浓度/(ng·g⁻¹)	L 测定浓度/(ng·g⁻¹)	L 平均浓度/(ng·g⁻¹)	L 准确度/%	M 理论浓度/(ng·g⁻¹)	M 测定浓度/(ng·g⁻¹)	M 平均浓度/(ng·g⁻¹)	M 准确度/%	H 理论浓度/(ng·g⁻¹)	H 测定浓度/(ng·g⁻¹)	H 平均浓度/(ng·g⁻¹)	H 准确度/%
柚皮苷	0 h	25.60	29.53	25.33	98.95	512.00	475.82	497.59	97.19	5120.00	5150.05	4871.29	95.14
			23.98				505.69				4750.11		
			22.47				511.25				4713.71		
	4 h		30.17	27.56	107.66		546.85	509.92	99.59		4582.05	5019.66	98.04
			23.51				485.90				5268.07		
			29.01				497.01				5208.85		
	8 h		30.11	28.74	112.27		566.29	557.69	108.92		4619.87	5115.70	99.92
			25.43				574.29				5342.22		
			30.69				532.49				5385.01		
柚皮素	0 h	25.65	24.95	22.45	87.52	513.00	533.47	522.81	101.91	5130.00	5051.47	4996.54	97.40
			20.73				523.56				5218.85		
			21.68				511.40				4719.31		
	4 h		22.69	27.44	106.98		511.66	498.81	97.23		4466.68	4528.17	88.27
			29.63				455.10				4637.57		
			30.01				529.67				4480.26		
	8 h		29.42	29.12	113.53		456.08	458.25	89.33		4471.51	4496.54	87.65
			30.24				460.37				4644.49		
			27.70				458.30				4373.62		

表2-61　肝组织样品复溶后室温放置稳定性

样品	放置时间	L 理论浓度/(ng·g⁻¹)	L 测定浓度/(ng·g⁻¹)	L 平均浓度/(ng·g⁻¹)	L 准确度/%	M 理论浓度/(ng·g⁻¹)	M 测定浓度/(ng·g⁻¹)	M 平均浓度/(ng·g⁻¹)	M 准确度/%	H 理论浓度/(ng·g⁻¹)	H 测定浓度/(ng·g⁻¹)	H 平均浓度/(ng·g⁻¹)	H 准确度/%
柚皮苷	0 h	25.60	28.52	29.10	113.67	512.00	539.13	532.40	103.98	5120.00	5305.49	5329.18	104.09
			29.89				505.50				5202.80		
			28.88				552.56				5479.26		
	4 h		30.56	30.32	118.44		546.15	537.44	104.97		5344.53	5499.67	107.42
			30.00				511.51				5696.70		
			30.40				554.67				5457.78		
	8 h		28.09	28.58	111.64		563.94	540.65	105.60		5527.81	5283.01	103.18
			27.13				522.56				5145.78		
			30.52				535.44				5175.43		
柚皮素	0 h	25.65	26.28	27.38	106.74	513.00	542.24	546.49	106.53	5130.00	5482.01	5331.19	103.92
			26.25				521.46				5000.17		
			29.60				575.77				5511.39		
	4 h		29.05	29.14	113.61		536.68	519.91	101.35		4907.15	5284.46	103.01
			29.27				520.13				5429.85		
			29.11				502.93				5516.37		
	8 h		24.28	25.57	99.69		540.63	513.96	100.19		5011.24	4949.29	96.48
			25.20				523.94				4799.74		
			27.24				477.30				5036.89		

表2-62 脾组织样品复溶后室温放置稳定性

样品	放置时间	L 理论浓度/(ng·g⁻¹)	L 测定浓度/(ng·g⁻¹)	L 平均浓度/(ng·g⁻¹)	L 准确度/%	M 理论浓度/(ng·g⁻¹)	M 测定浓度/(ng·g⁻¹)	M 平均浓度/(ng·g⁻¹)	M 准确度/%	H 理论浓度/(ng·g⁻¹)	H 测定浓度/(ng·g⁻¹)	H 平均浓度/(ng·g⁻¹)	H 准确度/%
柚皮苷	0 h	25.60	24.94	27.21	106.29	512.00	513.86	500.66	97.79	5120.00	5412.86	5200.16	101.57
			30.58				507.88				5148.43		
			26.11				480.23				5039.19		
	4 h		27.90	27.23	106.37		505.84	515.71	100.72		5093.80	5230.34	102.16
			26.67				552.29				5363.18		
			27.13				488.99				5234.03		
	8 h		25.32	26.01	101.60		519.04	516.35	100.85		5216.69	5301.86	103.55
			28.20				514.18				5514.15		
			24.52				515.84				5174.74		
柚皮素	0 h	25.65	25.72	26.77	104.37	513.00	548.73	542.03	105.66	5130.00	5723.27	5755.50	112.19
			27.82				544.49				5799.68		
			26.76				532.87				5743.55		
	4 h		29.34	25.73	100.31		522.36	526.54	102.64		5263.06	5506.80	107.35
			23.36				534.49				5750.53		
			24.48				522.76				5717.56		
	8 h		30.44	28.99	113.02		530.56	534.97	104.28		5577.96	5593.91	109.04
			28.11				549.07				5486.21		
			28.41				525.27				5652.64		

表2-63 肺组织样品复溶后室温放置稳定性

样品	放置时间	L 理论浓度/(ng·g⁻¹)	L 测定浓度/(ng·g⁻¹)	L 平均浓度/(ng·g⁻¹)	L 准确度/%	M 理论浓度/(ng·g⁻¹)	M 测定浓度/(ng·g⁻¹)	M 平均浓度/(ng·g⁻¹)	M 准确度/%	H 理论浓度/(ng·g⁻¹)	H 测定浓度/(ng·g⁻¹)	H 平均浓度/(ng·g⁻¹)	H 准确度/%
柚皮苷	0 h	25.60	28.66	28.31	110.59	512.00	519.29	544.67	106.38	5120.00	5166.35	5200.91	101.58
			27.36				583.21				5294.11		
			28.92				531.51				5142.27		
	4 h		21.83	23.53	91.91		565.18	558.31	109.04		5527.69	5523.00	107.87
			21.66				545.57				5502.47		
			27.11				564.17				5538.83		
	8 h		23.37	24.22	94.61		586.88	577.25	112.74		5638.10	5642.31	110.20
			24.29				563.07				5644.52		
			25.00				581.80				5644.32		
柚皮素	0 h	25.65	24.07	26.59	103.66	513.00	488.87	508.16	99.06	5130.00	5230.78	5146.30	100.32
			27.01				537.96				4863.19		
			28.69				497.66				5344.93		
	4 h		24.88	25.43	99.14		547.66	519.58	101.28		4891.57	4920.60	95.92
			23.77				506.64				4865.99		
			27.65				504.43				5004.23		
	8 h		22.69	23.50	91.62		447.44	496.41	96.77		4859.43	4875.16	95.03
			24.70				524.77				4858.37		
			23.12				517.02				4907.68		

表 2 - 64 肾组织样品复溶后室温放置稳定性

样品	放置时间	L				M				H			
		理论浓度/(ng·g⁻¹)	测定浓度/(ng·g⁻¹)	平均浓度/(ng·g⁻¹)	准确度/%	理论浓度/(ng·g⁻¹)	测定浓度/(ng·g⁻¹)	平均浓度/(ng·g⁻¹)	准确度/%	理论浓度/(ng·g⁻¹)	测定浓度/(ng·g⁻¹)	平均浓度/(ng·g⁻¹)	准确度/%
柚皮苷	0 h	25.60	26.40	26.63	104.02	512.00	469.40	463.92	90.61	5120.00	5066.74	4806.81	93.88
			26.99				460.64				4971.61		
			26.49				461.72				4382.09		
	4 h		25.18	23.24	90.78		441.97	453.19	88.51		5029.28	4983.63	97.34
			21.48				465.07				4979.99		
			23.07				452.54				4941.63		
	8 h		27.48	24.70	96.48		480.80	470.95	91.98		4995.96	4915.47	96.01
			24.23				449.01				4860.17		
			22.40				483.03				4890.29		
柚皮素	0 h	25.65	28.05	27.75	108.19	513.00	475.65	469.35	91.49	5130.00	5297.92	5163.65	100.66
			28.93				461.96				5123.29		
			26.28				470.44				5069.74		
	4 h		26.87	24.64	96.06		471.70	483.54	94.26		5339.26	5317.21	103.65
			23.41				487.18				5360.58		
			23.65				491.74				5251.79		
	8 h		26.27	24.94	97.23		514.54	504.36	98.32		5316.51	5319.78	103.70
			22.78				487.36				5253.76		
			25.77				511.18				5389.08		

表2-65　胃组织样品复溶后室温放置稳定性

样品	放置时间	L 理论浓度 (ng·g⁻¹)	L 测定浓度 (ng·g⁻¹)	L 平均浓度 (ng·g⁻¹)	L 准确度/%	M 理论浓度 (ng·g⁻¹)	M 测定浓度 (ng·g⁻¹)	M 平均浓度 (ng·g⁻¹)	M 准确度/%	H 理论浓度 (ng·g⁻¹)	H 测定浓度 (ng·g⁻¹)	H 平均浓度 (ng·g⁻¹)	H 准确度/%
柚皮苷	0 h	25.60	29.10	29.31	114.49	512.00	562.99	564.99	110.35	5120.00	5602.83	5596.10	109.30
			29.43				576.86				5749.55		
			29.40				555.13				5435.93		
	4 h		29.97	28.70	112.11		574.35	571.45	111.61		5772.52	5695.45	111.24
			27.76				560.60				5633.84		
			28.38				579.40				5679.99		
	8 h		26.30	26.40	103.13		549.06	558.67	109.12		5814.59	5695.80	111.25
			27.37				560.73				5565.97		
			25.54				566.22				5706.85		
柚皮素	0 h	25.65	21.83	24.10	93.96	513.00	519.50	519.16	101.20	5130.00	5115.60	5238.58	102.12
			22.66				514.29				5149.61		
			27.81				523.68				5450.53		
	4 h		23.56	24.67	96.18		515.78	507.44	98.92		5125.41	5238.12	102.11
			25.16				500.94				5455.71		
			25.30				505.61				5133.24		
	8 h		23.85	24.91	97.12		498.84	501.40	97.74		5155.31	5234.97	102.05
			26.59				509.63				5387.51		
			24.30				495.72				5162.10		

表 2-66 肠组织样品复溶后室温放置稳定性

样品	放置时间	L 理论浓度/(ng·g⁻¹)	L 测定浓度/(ng·g⁻¹)	L 平均浓度/(ng·g⁻¹)	L 准确度/%	M 理论浓度/(ng·g⁻¹)	M 测定浓度/(ng·g⁻¹)	M 平均浓度/(ng·g⁻¹)	M 准确度/%	H 理论浓度/(ng·g⁻¹)	H 测定浓度/(ng·g⁻¹)	H 平均浓度/(ng·g⁻¹)	H 准确度/%
柚皮苷	0 h	25.60	22.05	25.79	100.74	512.00	455.25	515.94	100.77	5120.00	4976.11	5109.83	99.80
			24.77				502.65				5133.30		
			30.55				589.91				5220.07		
	4 h		25.02	26.68	104.22		506.41	506.17	98.86		5139.27	5203.72	101.64
			29.49				503.22				5280.27		
			25.54				508.87				5191.63		
	8 h		27.37	26.95	105.27		516.44	510.56	99.72		5130.71	5195.07	101.47
			25.71				500.23				5223.18		
			27.78				515.01				5231.31		
柚皮素	0 h	25.65	22.98	23.10	90.06	513.00	510.76	543.54	105.95	5130.00	5438.97	5643.39	110.01
			24.64				564.89				5717.63		
			21.67				554.98				5773.56		
	4 h		25.74	26.94	105.03		554.43	536.77	104.63		5299.31	5478.30	106.79
			29.26				554.83				5657.28		
			25.81				501.06				5359.10		
	8 h		27.40	26.15	101.95		563.95	536.78	104.64		5697.11	5544.83	108.09
			25.95				545.24				5578.29		
			25.09				501.16				5424.01		

表 2-67 气管组织样品复溶后室温放置稳定性

样品	放置时间	L 理论浓度/ (ng·g⁻¹)	测定浓度/ (ng·g⁻¹)	平均浓度/ (ng·g⁻¹)	准确度/ %	M 理论浓度/ (ng·g⁻¹)	测定浓度/ (ng·g⁻¹)	平均浓度/ (ng·g⁻¹)	准确度/ %	H 理论浓度/ (ng·g⁻¹)	测定浓度/ (ng·g⁻¹)	平均浓度/ (ng·g⁻¹)	准确度/ %
柚皮苷	0 h	51.20	50.87	51.69	100.96	1024.00	941.82	935.85	91.39	10240.00	11541.25	11137.38	108.76
			52.22				920.29				10905.70		
			51.99				945.43				10965.19		
	4 h		52.75	52.46	102.46		945.27	952.03	92.97		10806.30	10996.84	107.39
			51.81				923.96				11267.60		
			52.83				986.86				10916.62		
	8 h		42.36	49.32	96.33		955.37	969.13	94.64		11420.86	11459.95	111.91
			56.02				993.37				11447.94		
			49.58				958.66				11511.04		
柚皮素	0 h	51.30	44.89	53.47	104.23	1026.00	1142.26	1108.54	108.04	10260.00	11634.67	11397.80	111.09
			59.80				1065.61				11110.98		
			55.73				1117.76				11447.76		
	4 h		51.18	48.39	94.33		1108.74	1103.01	107.51		10775.14	11151.26	108.69
			46.43				1057.53				11527.37		
			47.56				1142.76				11321.37		
	8 h		49.47	51.57	100.53		1061.09	1056.64	102.99		10125.15	10579.92	103.12
			57.03				1073.01				10293.24		
			48.22				1035.82				10265.40		

表 2-68　心组织样品（-70 ℃）长期放置稳定性

柚皮苷					柚皮素				
理论浓度/ (ng·g⁻¹)	测定浓度/ (ng·g⁻¹)	准确度/ %	平均/ %	RSD/ %	理论浓度/ (ng·g⁻¹)	测定浓度/ (ng·g⁻¹)	准确度/ %	平均/ %	RSD/ %
50.90	51.35	100.88	98.96	3.28	51.00	49.92	97.88	98.75	4.58
50.90	50.50	99.21			51.00	51.58	101.14		
50.90	50.99	100.18			51.00	54.22	106.31		
254.50	241.30	94.81			255.00	232.23	91.07		
254.50	259.74	102.06			255.00	257.22	100.87		
254.50	240.57	94.53			255.00	246.66	96.73		
2545.00	2475.44	97.27			2550.00	2425.45	95.12		
2545.00	2652.43	104.22			2550.00	2619.95	102.74		
2545.00	2481.76	97.52			2550.00	2470.42	96.88		

表 2-69　肝组织样品（-70 ℃）长期放置稳定性

柚皮苷					柚皮素				
理论浓度/ (ng·g⁻¹)	测定浓度/ (ng·g⁻¹)	准确度/ %	平均/ %	RSD/ %	理论浓度/ (ng·g⁻¹)	测定浓度/ (ng·g⁻¹)	准确度/ %	平均/ %	RSD/ %
50.90	56.27	110.55	104.30	4.98	51.00	55.94	109.69	107.49	3.75
50.90	48.56	95.40			51.00	58.04	113.80		
50.90	57.59	113.14			51.00	54.60	107.06		
254.50	262.32	103.07			255.00	279.97	109.79		
254.50	262.88	103.29			255.00	278.03	109.03		
254.50	255.46	100.38			255.00	280.59	110.04		
2545.00	2629.36	103.31			2550.00	2629.52	103.12		
2545.00	2672.67	105.02			2550.00	2635.04	103.33		
2545.00	2660.44	104.54			2550.00	2590.44	101.59		

表 2 − 70　脾组织样品 (−70 ℃) 长期放置稳定性

柚皮苷					柚皮素				
理论浓度/ $(ng \cdot g^{-1})$	测定浓度/ $(ng \cdot g^{-1})$	准确度/ %	平均/ %	RSD/ %	理论浓度/ $(ng \cdot g^{-1})$	测定浓度/ $(ng \cdot g^{-1})$	准确度/ %	平均/ %	RSD/ %
50.90	51.72	101.61	100.87	3.42	51.00	43.93	86.14	105.25	7.79
50.90	51.83	101.83			51.00	52.63	103.20		
50.90	52.67	103.48			51.00	53.15	104.22		
254.50	246.06	96.68			255.00	273.80	107.37		
254.50	263.63	103.59			255.00	287.47	112.73		
254.50	252.04	99.03			255.00	286.72	112.44		
2545.00	2619.55	102.93			2550.00	2802.93	109.92		
2545.00	2401.51	94.36			2550.00	2590.13	101.57		
2545.00	2655.49	104.34			2550.00	2796.95	109.68		

表 2 − 71　肺组织样品 (−70 ℃) 长期放置稳定性

柚皮苷					柚皮素				
理论浓度/ $(ng \cdot g^{-1})$	测定浓度/ $(ng \cdot g^{-1})$	准确度/ %	平均/ %	RSD/ %	理论浓度/ $(ng \cdot g^{-1})$	测定浓度/ $(ng \cdot g^{-1})$	准确度/ %	平均/ %	RSD/ %
50.90	52.30	102.75	102.81	2.75	51.00	57.41	112.57	103.84	5.69
50.90	53.14	104.40			51.00	55.94	109.69		
50.90	50.43	99.08			51.00	56.89	111.55		
254.50	272.21	106.96			255.00	260.19	102.04		
254.50	264.64	103.98			255.00	258.64	101.43		
254.50	270.42	106.26			255.00	262.46	102.93		
2545.00	2531.98	99.49			2550.00	2502.96	98.16		
2545.00	2592.30	101.86			2550.00	2520.60	98.85		
2545.00	2558.07	100.51			2550.00	2481.69	97.32		

表2-72 肾组织样品（-70 ℃）长期放置稳定性

柚皮苷					柚皮素				
理论浓度/ (ng·g⁻¹)	测定浓度/ (ng·g⁻¹)	准确度/ %	平均/ %	RSD/ %	理论浓度/ (ng·g⁻¹)	测定浓度/ (ng·g⁻¹)	准确度/ %	平均/ %	RSD/ %
50.90	48.63	95.54	105.73	7.77	51.00	49.06	96.20	100.57	6.09
50.90	54.54	107.15			51.00	53.29	104.49		
50.90	48.10	94.50			51.00	52.39	102.73		
254.50	289.72	113.84			255.00	247.83	97.19		
254.50	294.99	115.91			255.00	246.24	96.56		
254.50	295.85	116.25			255.00	249.77	97.95		
2545.00	2614.12	102.72			2550.00	2803.77	109.95		
2545.00	2591.37	101.82			2550.00	2763.01	108.35		
2545.00	2642.19	103.82			2550.00	2338.97	91.72		

表2-73 胃组织样品（-70 ℃）长期放置稳定性

柚皮苷					柚皮素				
理论浓度/ (ng·g⁻¹)	测定浓度/ (ng·g⁻¹)	准确度/ %	平均/ %	RSD/ %	理论浓度/ (ng·g⁻¹)	测定浓度/ (ng·g⁻¹)	准确度/ %	平均/ %	RSD/ %
50.90	57.01	112.00	96.01	10.03	51.00	61.19	119.98	114.52	3.81
50.90	46.43	91.22			51.00	59.58	116.82		
50.90	57.25	112.48			51.00	55.80	109.41		
254.50	225.25	88.51			255.00	299.65	117.51		
254.50	227.50	89.39			255.00	306.00	120.00		
254.50	231.40	90.92			255.00	293.33	115.03		
2545.00	2505.32	98.44			2550.00	2873.42	112.68		
2545.00	2320.25	91.17			2550.00	2800.10	109.81		
2545.00	2289.32	89.95			2550.00	2789.91	109.41		

表 2-74　肠组织样品（-70 ℃）长期放置稳定性

柚皮苷					柚皮素				
理论浓度/ （ng·g⁻¹）	测定浓度/ （ng·g⁻¹）	准确度/ %	平均/ %	RSD/ %	理论浓度/ （ng·g⁻¹）	测定浓度/ （ng·g⁻¹）	准确度/ %	平均/ %	RSD/ %
50.90	51.47	101.12	104.52	3.58	51.00	51.28	100.55	103.18	4.99
50.90	53.04	104.20			51.00	53.34	104.59		
50.90	51.22	100.63			51.00	53.78	105.45		
254.50	272.82	107.20			255.00	240.68	94.38		
254.50	285.48	112.17			255.00	251.67	98.69		
254.50	273.47	107.45			255.00	254.23	99.70		
2545.00	2598.77	102.11			2550.00	2724.88	106.86		
2545.00	2619.44	102.92			2550.00	2757.34	108.13		
2545.00	2617.66	102.86			2550.00	2811.65	110.26		

表 2-75　气管组织样品（-70 ℃）长期放置稳定性

柚皮苷					柚皮素				
理论浓度/ （ng·g⁻¹）	测定浓度/ （ng·g⁻¹）	准确度/ %	平均/ %	RSD/ %	理论浓度/ （ng·g⁻¹）	测定浓度/ （ng·g⁻¹）	准确度/ %	平均/ %	RSD/ %
101.80	102.27	100.46	104.81	3.55	102.00	106.50	104.41	95.42	6.60
101.80	114.47	112.45			102.00	100.41	98.44		
101.80	106.88	104.99			102.00	103.92	101.88		
509.00	534.45	105.00			510.00	441.42	86.55		
509.00	518.14	101.80			510.00	458.16	89.84		
509.00	526.74	103.49			510.00	453.11	88.85		
5090.00	5427.15	106.62			5100.00	5102.90	100.06		
5090.00	5149.85	101.18			5100.00	4704.55	92.25		
5090.00	5461.06	107.29			5100.00	4920.89	96.49		

表 2-76 肌肉组织样品 (-70 ℃) 长期放置稳定性

柚皮苷					柚皮素				
理论浓度/ ($ng \cdot g^{-1}$)	测定浓度/ ($ng \cdot g^{-1}$)	准确度/ %	平均/ %	RSD/ %	理论浓度/ ($ng \cdot g^{-1}$)	测定浓度/ ($ng \cdot g^{-1}$)	准确度/ %	平均/ %	RSD/ %
50.90	50.62	99.45	102.86	7.55	51.00	52.93	103.78	99.55	9.01
50.90	49.28	96.82			51.00	49.58	97.22		
50.90	56.83	111.65			51.00	54.66	107.18		
254.50	276.08	108.48			255.00	270.11	105.93		
254.50	277.08	108.87			255.00	275.71	108.12		
254.50	290.09	113.98			255.00	275.03	107.85		
2545.00	2407.59	94.60			2550.00	2238.19	87.77		
2545.00	2459.16	96.63			2550.00	2350.58	92.18		
2545.00	2423.23	95.22			2550.00	2191.18	85.93		

表 2-77 脂肪组织样品 (-70 ℃) 长期放置稳定性

柚皮苷					柚皮素				
理论浓度/ ($ng \cdot g^{-1}$)	测定浓度/ ($ng \cdot g^{-1}$)	准确度/ %	平均/ %	RSD/ %	理论浓度/ ($ng \cdot g^{-1}$)	测定浓度/ ($ng \cdot g^{-1}$)	准确度/ %	平均/ %	RSD/ %
50.90	55.95	109.92	104.21	6.30	51.00	52.44	102.82	98.66	7.50
50.90	55.51	109.06			51.00	47.28	92.71		
50.90	59.04	115.99			51.00	52.86	103.65		
254.50	247.95	97.43			255.00	233.30	91.49		
254.50	244.64	96.13			255.00	229.91	90.16		
254.50	254.37	99.95			255.00	228.55	89.63		
2545.00	2668.56	104.86			2550.00	2675.33	104.91		
2545.00	2666.70	104.78			2550.00	2720.36	106.68		
2545.00	2540.19	99.81			2550.00	2699.60	105.87		

表2-78　脑组织样品（-70 ℃）长期放置稳定性

柚皮苷					柚皮素				
理论浓度/ (ng·g^{-1})	测定浓度/ (ng·g^{-1})	准确度/ %	平均/ %	RSD/ %	理论浓度/ (ng·g^{-1})	测定浓度/ (ng·g^{-1})	准确度/ %	平均/ %	RSD/ %
50.90	49.41	97.07	97.62	4.68	51.00	42.63	83.59	93.56	9.08
50.90	49.42	97.09			51.00	45.31	88.84		
50.90	47.42	93.16			51.00	41.06	80.51		
254.50	239.69	94.18			255.00	241.96	94.89		
254.50	244.25	95.97			255.00	227.23	89.11		
254.50	236.48	92.92			255.00	247.59	97.09		
2545.00	2501.36	98.29			2550.00	2603.50	102.10		
2545.00	2700.50	106.11			2550.00	2607.60	102.26		
2545.00	2640.19	103.74			2550.00	2644.17	103.69		

表2-79　卵巢组织样品（-70 ℃）长期放置稳定性

柚皮苷					柚皮素				
理论浓度/ (ng·g^{-1})	测定浓度/ (ng·g^{-1})	准确度/ %	平均/ %	RSD/ %	理论浓度/ (ng·g^{-1})	测定浓度/ (ng·g^{-1})	准确度/ %	平均/ %	RSD/ %
50.90	50.43	99.08	102.99	7.78	51.00	54.91	107.67	107.91	3.48
50.90	47.73	93.77			51.00	57.46	112.67		
50.90	45.03	88.47			51.00	50.92	99.84		
254.50	281.07	110.44			255.00	285.07	111.79		
254.50	283.38	111.35			255.00	280.54	110.02		
254.50	269.96	106.07			255.00	271.76	106.57		
2545.00	2727.22	107.16			2550.00	2729.55	107.04		
2545.00	2565.77	100.82			2550.00	2780.28	109.03		
2545.00	2792.71	109.73			2550.00	2717.77	106.58		

表2-80　睾丸组织样品（-70 ℃）长期放置稳定性

柚皮苷					柚皮素				
理论浓度/ ($ng \cdot g^{-1}$)	测定浓度/ ($ng \cdot g^{-1}$)	准确度/ %	平均/ %	RSD/ %	理论浓度/ ($ng \cdot g^{-1}$)	测定浓度/ ($ng \cdot g^{-1}$)	准确度/ %	平均/ %	RSD/ %
50.90	46.54	91.43	99.78	5.95	51.00	58.02	113.76	106.56	4.91
50.90	49.29	96.84			51.00	53.30	104.51		
50.90	50.74	99.69			51.00	53.34	104.59		
254.50	252.00	99.02			255.00	255.35	100.14		
254.50	249.45	98.02			255.00	257.99	101.17		
254.50	250.09	98.27			255.00	259.43	101.74		
2545.00	2838.99	111.55			2550.00	2861.66	112.22		
2545.00	2455.31	96.48			2550.00	2783.48	109.16		
2545.00	2716.23	106.73			2550.00	2849.71	111.75		

第三节　组织样品测定

【实验材料】

（一）试验动物

SPF 级 SD 大鼠 96 只，雌、雄各半，（200 ± 20）g，购自广东省医学实验动物中心［生产许可证号：SCXK（粤）2008—0002］，饲养于中山大学时珍堂 SPF 级动物房。

（二）供试品

柚皮苷，由中山大学广州现代中药质量研究开发中心研制，淡黄色粉末，批号：20080203。

【实验部分】

（一）给药途径及依据

试验给药方法定为灌胃给药，与临床给药途径一致。根据《化学药物非临床药代动力学研究技术指导原则》剂量设计要求，选择大鼠体内吸收研究中的中剂量42 mg/kg 进行灌胃给药。

（二）给药方案与样品采集

供试品配制：精密称定 105 ℃烘干至恒重的柚皮苷原料 2101.28 mg，置 500 mL 量瓶中，加入 PEG400 : 水（50 : 50，V/V）溶解，定容至刻度即得，浓度为 4.2 mg/kg。

SD 大鼠实验前在动物房适应 1 周。SD 大鼠随机分为 8 个时间点组（0.08 h、0.50 h、1.00 h、2.00 h、4.00 h、6.00 h、8.00 h 和 12 h），每组 12 只，雌、雄各半。每组按照 42 mg/kg 剂量给药，给药前禁食 12 h，自由饮水。给药后按预定时间点脱颈处死，解剖取心、肝、脾、肺、肾、气管、胃、肠、脂肪、肌肉、生殖器官（卵巢/睾丸）、脑共 12 个组织，用生理盐水清洗干净，置于 − 70 ℃冰箱保存待测。

（三）数据处理

组织样品以柚皮苷及柚皮素为目标化合物进行测定，柚皮苷、柚皮素的浓度测定数据由 Agilent MassHunter Quantitative Analysis 计算；将柚皮素等摩尔折算成柚皮苷后获得总柚皮苷的浓度；雌、雄差异比较采用 SPSS16.0 软件 Paired – Samples t – test 进行统计；在 Microsoft-Excel 2003 中采用线性梯形面积法则计算各组织的 AUC_{0-t}。

【实验结果】

（一）样品测定

未知样品测定按"组织样品处理"项下操作，每个分析批制备一条标准曲线，同时制备低、中、高 3 个浓度的 QC 样品，每个浓度的 QC 样品进行双样本分析。根据每一分析批的标准曲线计算 QC 样品和未知样品的浓度。上述 QC 样品中最多允许两个不同浓度的样品超出理论值的 15%（最低点为 20%），否则此批数据无效。

（二）心、肝、脾、肺、肾等 13 个组织的测定结果

SD 大鼠灌胃给予柚皮苷后，柚皮苷及代谢产物柚皮素在体内广泛分布于各组织中（表 2 – 81 ~ 表 2 – 83）。按柚皮苷以 $AUC_{0-12\,h}$ 计（图 2 – 14 ~ 图 2 – 15），其在胃、小肠、肝、气管中分布较高；按柚皮素以 $AUC_{0-12\,h}$ 计（图 2 – 16 ~ 图 2 – 17），柚皮素在肝、胃、肾、小肠、气管、肺中含量较高。总柚皮苷以 $AUC_{0-12\,h}$ 计（图 2 – 18 ~ 图 2 – 19）在各组织中的浓度从多到少排序依次为胃 > 肠 > 肝 > 肾 > 气管 > 肺 > 心 > 睾丸 > 肌肉 > 脂肪 > 卵巢 > 脾 > 脑。

表 2 -81　各组织测定结果（柚皮苷，均值）

组织	浓度 /（ng · g⁻¹）							
	0. 08	0. 50	1. 00	2. 00	4. 00	6. 00	8. 00	12. 00
胃	60941. 25	46450. 77	13059. 86	4252. 57	2003. 14	582. 07	2898. 40	1. 66
肠	10839. 07	8499. 95	2901. 45	1384. 29	445. 74	140. 11	826. 58	0. 00
肝	231. 45	160. 65	102. 90	114. 18	30. 90	24. 11	37. 95	4. 73
肾	1. 65	1. 35	4. 85	2. 01	2. 30	0. 00	9. 48	4. 18
气管	111. 98	106. 53	79. 81	45. 52	47. 35	30. 68	29. 97	4. 55
肺	5. 89	12. 76	34. 48	8. 97	2. 02	6. 12	5. 31	8. 39
心	6. 52	5. 75	6. 57	12. 50	11. 91	3. 50	5. 54	1. 30
脂肪	14. 24	0. 98	6. 59	4. 23	10. 63	7. 29	10. 70	0. 00
肌肉	10. 64	29. 53	9. 83	7. 66	7. 85	16. 09	14. 11	13. 29
睾丸	5. 16	0. 00	1. 83	2. 13	13. 30	2. 82	0. 00	0. 00
卵巢	0. 00	3. 44	3. 71	14. 16	7. 24	0. 00	0. 00	0. 00
脾	1. 65	1. 35	4. 85	2. 01	2. 30	0. 00	9. 48	4. 18
脑	0. 00	0. 00	0. 00	0. 00	1. 24	0. 00	0. 00	0. 00

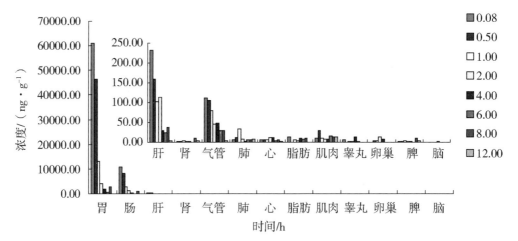

图 2 -14　各组织柚皮苷浓度

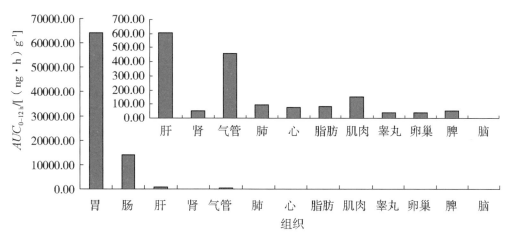

图 2-15　各组织柚皮苷 AUC_{0-t} 值

表 2-82　各组织测定结果（柚皮素，均值）

组织	浓度 /(ng·g^{-1})							
	0.08	0.50	1.00	2.00	4.00	6.00	8.00	12.00
胃	56.00	25.27	267.72	211.06	198.00	128.45	208.02	1.14
肠	1.04	19.20	52.35	189.50	78.25	44.81	88.10	3.56
肝	10.78	5.52	106.73	507.57	226.95	106.36	169.72	2.73
肾	0.00	0.00	16.15	227.96	98.03	75.58	49.04	0.90
气管	3.76	1.72	11.42	48.76	50.96	13.76	18.16	0.00
肺	13.31	5.47	8.55	55.61	29.78	10.78	16.90	0.00
心	1.27	0.00	4.22	32.49	22.29	12.52	7.85	0.00
脂肪	0.00	0.00	0.00	8.60	8.42	5.55	4.70	0.00
肌肉	0.00	0.00	0.00	12.47	7.00	2.17	9.16	0.00
睾丸	0.00	0.00	4.80	21.29	23.32	22.49	0.00	0.00
卵巢	0.00	0.00	0.00	3.75	8.80	2.19	6.89	0.00
脾	0.00	0.00	0.00	11.00	4.71	1.85	3.41	0.00
脑	0.00	0.00	0.00	0.00	2.22	0.00	0.00	0.00

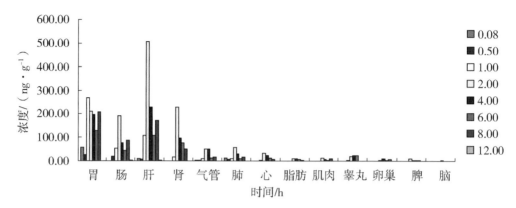

图2-16 各组织柚皮素浓度

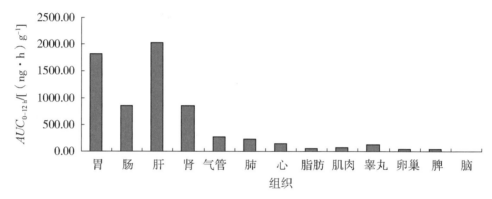

图2-17 各组织柚皮苷 AUC_{0-t} 值

表2-83 各组织测定结果（按总柚皮苷计，均值）

组织	浓度/(ng·g⁻¹)							
	0.08	0.50	1.00	2.00	4.00	6.00	8.00	12.00
胃	61060.67	46504.66	13630.73	4702.61	2425.34	855.97	3341.97	4.09*
肠	10841.28	8540.88	3013.08	1788.36	612.60	235.65	1014.44	7.60*
肝	254.44	172.43	330.50	1196.49	514.83	250.92	399.86	10.56
肾	4.63*	35.15	43.73	490.21	215.24	179.68	104.58	6.83*
气管	120.00	110.20	104.17	149.50	156.01	60.01	68.68	4.55*
肺	34.27	24.41	52.71	127.55	65.53	29.10	41.35	8.39*
心	9.23*	5.75*	15.57	81.77	59.44	30.18	22.29	1.30*
脂肪	7.28*	0.98*	6.59*	22.56	28.58	19.14	20.72	0.00
肌肉	10.64	29.53	9.83*	34.26	22.78	20.71	33.65	13.29
睾丸	5.16*	0.00	12.06	47.53	63.02	50.78	0.00	0.00

续上表

组织	浓度 /(ng · g⁻¹)							
	0.08	0.50	1.00	2.00	4.00	6.00	8.00	12.00
卵巢	0.00	3.44*	3.71*	22.16	26.01	4.66*	14.69	0.00
脾	1.65*	0.00	4.85*	25.48	12.34	3.95*	16.74	4.18*
脑	0.00	0.00	0.00	0.00	3.46*	0.00	0.00	0.00

注：0.00：not detected。

*：平均值小于定量下限。

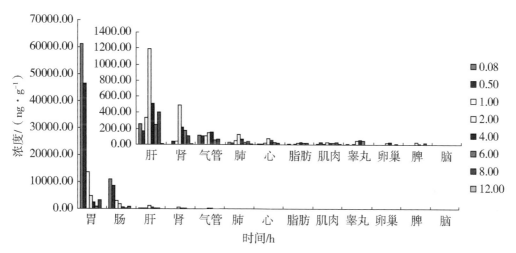

图2-18 各组织总柚皮苷浓度

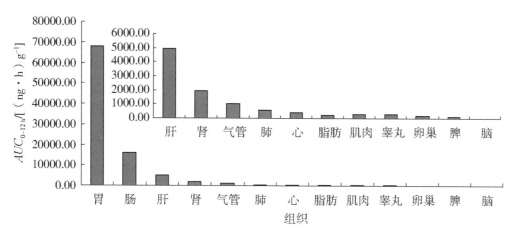

图2-19 各组织总柚皮苷 AUC_{0-t} 值

第四节　总　　结

　　本研究建立了利用快速液相色谱－串联三重四级杆质谱联用法（HPLC－MS/MS）同时测定大鼠组织样品中柚皮苷、柚皮素的方法，并进行了方法学验证。结果显示：各组织中杂质峰不干扰样品的测定，柚皮苷、柚皮素分别在 10.24 ～ 5120.00 ng/g 和 10.26 ～ 5130.00 ng/g 内线性关系良好（气管：20.48 ～ 10240.00 ng/g 和 20.52 ～ 10260.00 ng/g），日间和日内精密度、稳定性试验结果均符合生物样品测定的要求。本研究所建立的测定方法具有分析时间短、灵敏度高、选择性好等特点，能满足组织样品测定的要求。

　　从实验结果来看，大鼠灌胃给药柚皮苷后，总柚皮苷在体内各组织（脑组织除外）中分布广泛，特别是在胃、肠、肝、肾、气管和肺中浓度较高。研究表明：柚皮苷具有显著的止咳化痰作用，而且已阐明其止咳作用机制为外周性镇咳；其止咳作用与 ATP 敏感的钾离子通道的开放、C 纤维 P 物质释放无关，而与抑制 RARs 放电有关。柚皮苷化痰作用机制研究发现，柚皮苷能显著抑制 LPS 诱导的大鼠气道粘蛋白 MUC5AC 的合成与分泌以及气道上皮杯状细胞的增生，能显著抑制 EGF 诱导的 A549 与 NCI－H292 细胞黏蛋白高分泌，进一步研究表明这些抑制作用是通过抑制 p38MAPK 以及 JNK 信号通路的活性来实现的。同时，通过脂多糖气管滴注诱导小鼠急性肺损伤模型，研究柚皮苷对急性肺损伤的作用，试验表明：柚皮苷能够减少肺水肿，减少 MPO、iNOS 含量，促进肺部形态保持完好。以上药理研究揭示，气管和肺为柚皮苷止咳、化痰作用的靶点。柚皮苷在大鼠体内组织分布研究结果表明：总柚皮苷在气管和肺中浓度较高，进一步论证了其药理作用。同时，测定结果显示总柚皮苷在脑组织中几乎没有分布，表明柚皮苷不能通过血脑屏障进入脑组织，不会对中枢神经系统产生副作用。

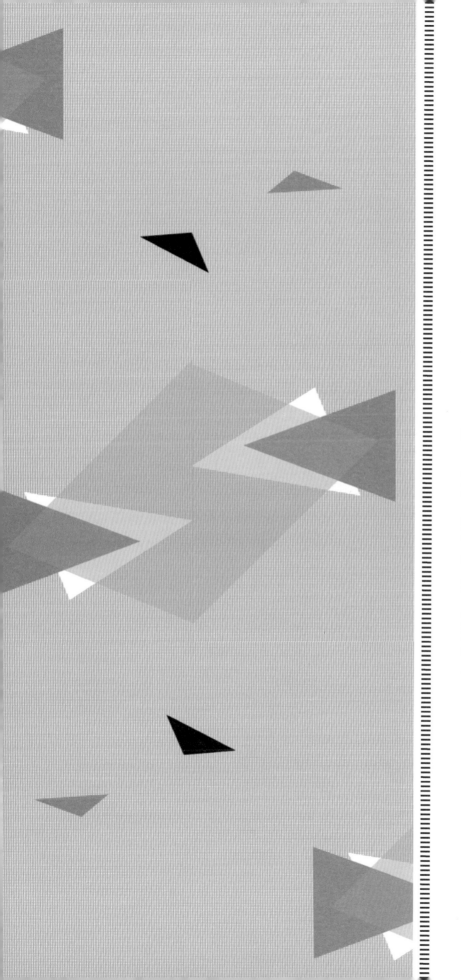

第三章　柚皮苷的代谢研究

第一节　研　究　概　述

药物被机体吸收后，在体内各种酶以及体液环境作用下，其化学结构改变的过程被称为药物代谢，又称生物转化，是影响药物作用的重要因素之一[1]。药物在体内的生物转化主要发生在肝脏，分为Ⅰ相代谢和Ⅱ相代谢两大类：Ⅰ相代谢包括氧化反应、还原反应和水解反应；Ⅱ相代谢即结合反应，包括甲基化结合反应、硫酸化结合反应、葡萄糖醛酸结合反应、乙酰化结合反应等。药物在体内的代谢与药理活性和毒理发现密切相关。有些药物经代谢后，药效降低或消失，极性增加，更容易清除。有些药物本身没有活性，经代谢后产生活性代谢产物。有些药物经代谢后药效增强甚至产生毒性物质。因此，研究药物代谢及其规律，对药物给药途径、给药方法、给药剂量、处方设计等有非常重要的意义。研究药物代谢的方法可以分为体外法和体内法。其体外代谢模型主要以肝脏为基础，如肝微粒体法、重组代谢酶等；体内法可采用药物探针法或体内指标法。近些年来，随着各种分析手段的提高，对药物代谢的研究已深入到分子水平。

本研究分别以 SD 大鼠、Beagle 犬和人肝微粒体为载体，研究柚皮苷口服给予 SD 大鼠和 Beagle 犬后，其在动物体内的代谢产物和在人肝微粒体中的代谢产物，为药物制剂设计和临床给药方案的制订提供参考。

第二节　柚皮苷在 SD 大鼠体内代谢产物研究

【实验材料】

（一）仪器

Acquity UPLC – Q – TOF Micro MS 液相 – 质谱联用仪（美国 Waters 公司）；Centrifuge 5415R 台式高速冷冻离心机（德国 Eppendorf 公司）；Vortex – Genie 2 涡旋振荡器（美国 Scientific Industries 公司）；BP211D 电子分析天平（德国赛多利斯）；系

列精密移液器（法国 Gilson 公司、德国 Eppendorf 公司）。

（二）对照品

柚皮苷对照品（批号：110722 - 200610，购于中国药品生物制品检定所，供含量测定用）；柚皮素对照品（N5893 - 1 g，购于 Sigma 公司，含量≥95%，供含量测定用，货号：035K1316）；对羟基苯丙酸对照品（H52406 - 25G，购于 Sigma 公司，含量为98%）；芹菜素对照品（Q023 - 20 mg，购于天津市尖峰天然产物研究开发有限公司，含量≥98%）；新橙皮苷对照品（货号：061K123，购于 Sigma 公司，含量≥90%）；5，7 - 二羟基色原酮对照品（批号：D091203，购于成都普瑞法科技开发有限公司，含量为98.4%）；圣草酚对照品（批号：E100331，购于成都普瑞法科技开发有限公司）；橙皮素对照品（批号：HK201010828，购于陕西慧科植物开发有限公司）。

（三）试剂

甲酸（色谱纯，Sigma 公司）；甲醇（色谱纯，B&J 公司）、乙酸乙酯（色谱纯，B&J 公司）；Millipore 超纯水。

（四）供试品

柚皮苷原料，批号：20080203。

（五）试验动物

SD 大鼠 12 只，购于中山大学实验动物中心，生产许可证号：SCXK（沪）2009 - 0011，饲养于中山大学时珍堂动物房。

【实验部分】

（一）对照品溶液的配制

称定柚皮苷对照品约2.18 mg 置10 mL 量瓶中，加甲醇溶解，定容至刻度，取该溶液2 mL，以甲醇 - 水（50：50，V/V）稀释50 倍后成对照品溶液，备用。

称定柚皮素对照品约2.05 mg 置10 mL 量瓶中，加甲醇溶解，定容至刻度，取该溶液2 mL，以甲醇 - 水（50：50，V/V）稀释50 倍后成对照品溶液，备用。

称定对羟基苯丙酸对照品约2.47 mg 置10 mL 量瓶中，加甲醇溶解，定容至刻度，取该溶液1 mL，以甲醇 - 水（50：50，V/V）稀释50 倍后成对照品溶液，备用。

称定芹菜素对照品约1.98 mg 置10 mL 量瓶中，加甲醇溶解，定容至刻度，取该溶液2 mL，以甲醇 - 水（50：50，V/V）稀释50 倍后成对照品溶液，备用。

称定新橙皮苷对照品约 2.04 mg 置 10 mL 量瓶中，加甲醇溶解，定容至刻度，取该溶液 2 mL，以甲醇-水（50∶50，*V/V*）稀释 50 倍后成对照品溶液，备用。

称定 5，7-二羟基色原酮对照品约 2.36 mg 置 10 mL 量瓶中，加甲醇溶解，定容至刻度，取该溶液 2 mL，以甲醇-水（50∶50，*V/V*）稀释 50 倍后成对照品溶液，备用。

称定圣草酚对照品约 2.15 mg 置 10 mL 量瓶中，加甲醇溶解，定容至刻度，取该溶液 2 mL，以甲醇-水（50∶50，*V/V*）稀释 50 倍后成对照品溶液，备用。

取上述各对照品 100 μL，置 1.5 mL 离心管中，混匀，备用（其中各对照品浓度约 1 μg/mL）。

（二）尿、粪及胆汁样品采集

供试品配制：取柚皮苷原料适量，精密称定 420.38 mg 置于 100 mL 量瓶中，加入 PEG400∶水（50∶50，*V/V*）溶解，配制成所需浓度。

尿、粪样品采集：SD 大鼠 12 只，雌、雄各半。给药前禁食 12 h，自由饮水，并收集尿、粪样的空白样品。然后以 42 mg/kg 剂量给药，给药后，分别于 0～2 h、2～4 h、4～6 h、6～8 h、8～12 h、12～24 h、24～36 h、36～48 h、48～60 h、60～72 h 10 个时间段收集尿、粪样品。记录尿样总体积，将部分样品合并，取 0～6 h、6～12 h 和 12～24 h 尿液进行代谢产物测定。全部收集粪样 60 ℃烘干，研磨均匀后称重，将部分样品合并，取 0～6 h、6～12 h 和 12～24 h 粪样进行代谢产物测定。

胆汁样品采集：SD 大鼠 12 只，雌、雄各半，给药前禁食 12 h，自由饮水。经乙醚轻度麻醉后，打开腹腔，以聚乙烯管做胆总管插管，引流胆汁，待动物清醒后，按照 42 mg/kg 剂量灌胃给予柚皮苷溶液。收集给药前及给药后 0～1 h、1～2 h、2～4 h、4～6 h、6～8 h、8～10 h、10～12 h、12～24 h、24～36 h、36～48 h 10 个时间段胆汁样品，将部分样品合并，取 0～6 h、6～12 h 和 12～24 h 胆汁样品进行代谢产物测定。

（三）样品处理方法

粪样品：取烘干粪样品，研钵碾碎后取 500 mg，加入乙腈 1000 μL，超声 15 min，涡旋 3 min，13000 r/min 离心 10 min，转移上清液至新离心管中，挥干，加入 100 μL 流动相复溶，超声 30 s，涡旋 3 min，13000 r/min 离心 10 min 后，取上清液过 0.22 μm 滤膜，取 5 μL 续滤液进样测定。

尿、胆汁样品：取样品 500 μL，加入乙腈 1000 μL，超声 15 min，涡旋 3 min，13000 r/min 离心 10 min，转移上清液至新离心管中，挥干，加入 100 μL 流动相复溶，超声 30 s 后涡旋 3 min，13000 r/min 离心 10 min 后取 5 μL 上清液进样测定。

（四）液相色谱及质谱条件

1. 液相色谱条件

色谱柱：WATERS ACQUITY UPLC BEH C_{18}（2.1 mm×50 mm，1.7 μm）；流动相：A：水，B：甲醇，梯度洗脱，洗脱条件见表 3-1；流速：0.2 mL/min；柱温：40 ℃；进样体积：5 μL。

表 3-1 梯度洗脱条件

时间/min	A/%	B/%
0.00	95	5
25	60	40
35	40	60
40	10	90

2. 质谱条件

离子源参数：Capillary 3000 V，Sample Cone 30 V，Extraction Cone 2.0 V，Source Temp：100 ℃，Desolvation Temp：350 ℃。ESI 电喷雾源，采用负离子模式进行全扫描分析，对可能的代谢产物进行子离子扫描分析。

（六）数据处理

数据的采集和分析均由 Waters 的 Masslynx 4.1 软件进行。

【实验结果】

（一）SD 大鼠尿、粪及胆汁样品中代谢产物的分析

以 Mabry 和 Markham 提出的黄酮类化合物苷元的命名系统为基础[2]，对 A 环、B 环质谱碎片离子的命名原则如下：以$^{ij}A^{-}$和$^{ij}B^{-}$标记各碎片离子，其中 i 和 j 表示 C 环上断裂的键，A 和 B 表示带电荷的部分。

在负模式下，柚皮苷二级质谱分析表明：柚皮苷脱糖后转化为柚皮素，其碎片为 m/z 271；柚皮素 A 环主要裂解碎片为 m/z 151，B 环主要裂解碎片为 m/z 119、m/z 145，结果见图 3-1。若柚皮苷单羟化发生在 A 环，脱糖后则 A 环裂解碎片增加 16，为 m/z 177，若单羟化发生在 B 环，其 B 环裂解碎片增加 16，为 m/z 135、m/z 161。

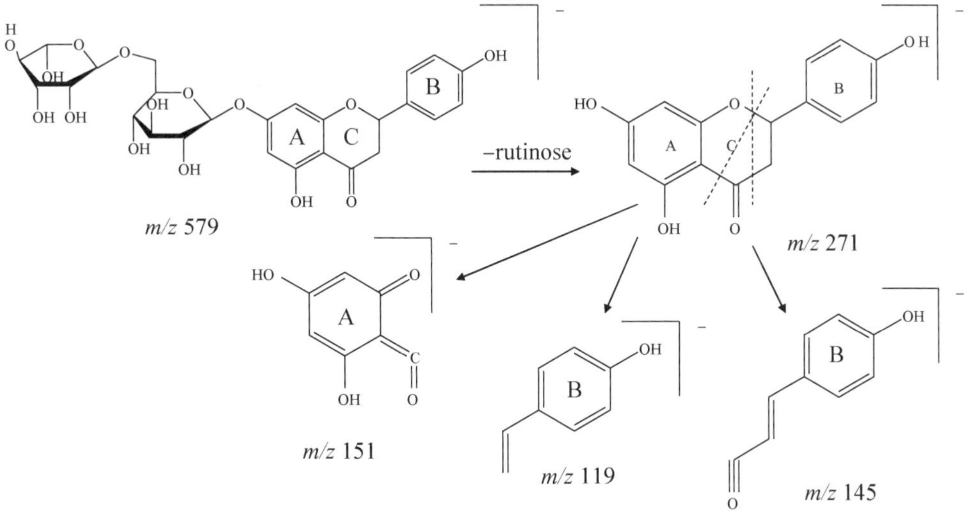

图 3-1 柚皮素示意图

SD 大鼠灌胃给予柚皮苷后，在体内可代谢成多种物质，各样品中检测到的各代谢产物见表 3 - 2。这些物质可分为三类，即以柚皮苷为母核的代谢物（M1～M5）、以柚皮素为母核的代谢物（M6～M14），以及柚皮素 C 环断裂后产生的代谢产物（M15～M18）。

表 3-2 柚皮苷在大鼠粪、尿及胆汁中代谢产物

代谢物		保留时间	测得分子量	理论分子量	偏差/10^{-6}	对照品确证	含该代谢物的样品[*]
M1	柚皮苷 [M1]	19.59	579.1663	579.1714	-9.7	√	粪 - 1，2，3；尿 - 1，2，3；胆汁 - 1，2
M2	新橙皮苷	20.81	609.1829	609.1819	1.6	√	粪 - 1，2；尿 - 1，2，3；胆汁 - 1，2
M3	[M1 + COCH$_3$]	21.22	621.1777	621.1819	-6.8		粪 - 1，2
M4	[M1 + COCH$_3$]	22.54	621.1777	621.1819	-6.8		粪 - 1，2，3
M5	[M1 + 2H]	23.58	581.1903	581.1870	5.7		粪 1，2
M6	柚皮素 [M2]	24.63	271.0594	271.0606	-9.7	√	粪 - 1，2，3；尿 - 1，2，3；胆汁 - 1，2
M7	[M2 + 2H]	26.96	273.0755	273.0763	-2.9		粪 - 1，2，3
M8	芹菜素	28.39	269.0446	269.0450	-1.5	√	粪 - 1，2，3；尿 - 1，2；胆汁 - 1，2
M9	[M2 + GlcuA]	9.49	447.0893	447.0927	-7.6		尿 - 1，3；胆汁 - 1，2

续上表

代谢物		保留时间	测得分子量	理论分子量	偏差/10^{-6}	对照品确证	含该代谢物的样品*
M10	［M2 + GlcuA］	10.16	447.0890	447.0927	-8.3		粪-1，2，3；尿-1，2；胆汁-1，2
M11	圣草酚	21.09	287.0583	287.0556	9.4	√	粪-1，2；尿-1，2，3
M12	［M2 + SO₃H］	14.93	351.0124	351.0175	9.4		尿-1；胆汁-2
M13	［M2 + Glc］	14.81	433.1173	433.1135	8.8		尿-1，2，3；胆汁-1，2
M14	橙皮素	26.85	301.0722	301.0712	3.3	√	尿-1；
M15	5，7-二羟色原酮	12.97	177.0203	177.0188	8.5	√	尿-1
M16	2，4，6-三羟基苯甲酸	1.56	169.0153	169.0137	9.5		粪-1，2，3
M17	对羟基苯丙酸	5.18	165.0548	165.0552	-2.4	√	粪-1，2，3；尿-1，2
M18	对羟基苯甲酸	1.82	137.0243	137.0239	2.9	√	粪-1，2，3；尿-1，2

注：*尿-1：0～6 h尿样含有该代谢物；尿-2：6～12 h尿样含有该代谢物；尿-3：12～24 h尿样含有该代谢物；粪-1：0～6 h粪样含有该代谢物；粪-2：6～12 h粪样含有该代谢物；粪-3：12～24 h粪样含有该代谢物；胆汁-1：0～6 h胆汁样含有该代谢物；胆汁-2：6～12 h胆汁样含有该代谢物。

1. 以柚皮苷为母核的代谢产物

采用 UPLC-Q-TOF 法共检测到 4 种以柚皮苷为母核的代谢产物（图 3-2），分别对代谢产物进行碎片分析（图 3-3～图 3-6），确定代谢产物结构。

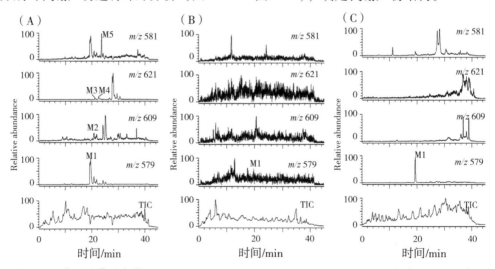

图 3-2　大鼠给药后在粪（0～6 h）、尿（0～6 h）及胆汁（0～6 h）中检测到的总离子流图和以柚皮苷为母核的代谢产物的抽提离子流图

代谢物 M1：准分子离子峰［M－H］⁻为 m/z 579.1663，保留时间为 19.59 min。对其进行子离子扫描（图 3－3）分析，m/z 271 推测为准分子离子脱去一分子芸香糖（－308 u）所产生；m/z 151 推测为准分子离子脱去芸香糖后的 RDA 反应产生的[1,3]A^-；m/z 459 推测为准分子离子 1、3 键断裂产生。M1 与柚皮苷对照品的液相色谱、质谱行为及精确分子量一致，故确证 M1 为柚皮苷。

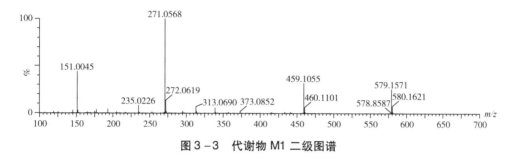

图 3－3 代谢物 M1 二级图谱

代谢物 M2：准分子离子峰［M－H］⁻为 m/z 609.1829，保留时间为 20.81 min。对其进行子离子扫描（图 3－4）分析，m/z 301 推测为准分子离子脱去一分子芸香糖（－308 u）所产生；m/z 271 推测为 m/z 301 脱去羟基和甲基所产生；m/z 151 离子推测为 m/z 301 经 RDA 反应后产生的[1,3]A^-。M2 与新橙皮苷对照品的液相色谱、质谱行为及精确分子量一致，故确证 M2 为新橙皮苷。

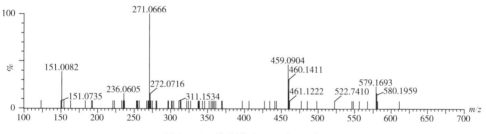

图 3－4 代谢物 M2 二级图谱

代谢物 M3 和 M4：准分子离子峰［M－H］⁻为 m/z 621.1777，保留时间为 21.22 min 和 22.54 min。对其进行子离子扫描（图 3－5）分析，m/z 579 推测为准分子离子脱去一分子乙酰基所产生；其他碎片离子与柚皮苷产生的碎片离子一致。根据 M3 和 M4 的液相色谱、质谱行为及精确分子量，推测 M3 和 M4 为乙酰化柚皮苷。

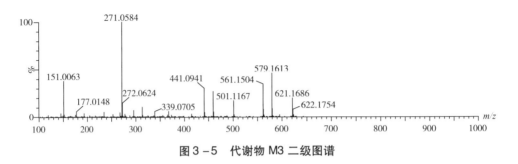

图 3 - 5　代谢物 M3 二级图谱

代谢物 M5：准分子离子峰 [M - H]⁻ 为 m/z 581.1903，保留时间为 23.58 min。对其进行子离子扫描（图 3 - 6）分析，m/z 273 推测为准分子离子脱去一分子芸香糖（- 308 u）所产生；m/z 475 推测为准分子离子 1、2 键断裂产生（- 106 u）；m/z 167 推测为 $^{0,4}B^-$；m/z 179 推测为 $^5A^-$。根据 M5 的保留时间、质谱行为及精确分子量，推测 M5 为柚皮苷 4 位还原后的产物。

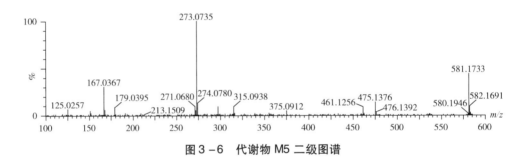

图 3 - 6　代谢物 M5 二级图谱

2. 以柚皮素为母核的代谢产物

采用 UPLC - Q - TOF 法共检测到 9 种以柚皮素为母核的代谢产物（图 3 - 7），分别对代谢产物进行碎片分析（图 3 - 8 ～ 图 3 - 15），确定代谢产物结构。

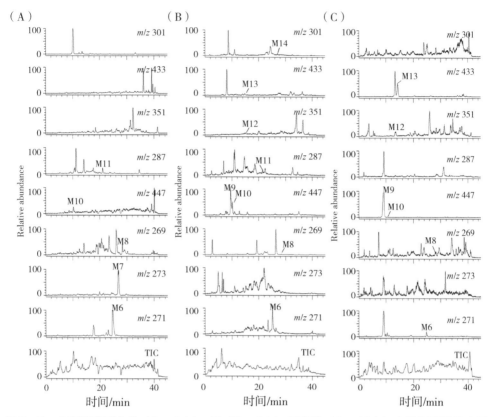

图3-7　大鼠给药后在粪（0～6 h）、尿（0～6 h）及胆汁（6～12 h）中检测到的总离子
流图和以柚皮素为母核的代谢产物的抽提离子流图

代谢物 M6：准分子离子峰［M－H］⁻为 m/z 271.0594，保留时间为 24.63 min。对其进行子离子扫描（图3-8）分析，m/z 177 推测为 ^{5}A⁻；m/z 151 推测为 RDA 反正产生的 ^{1,3}A⁻；m/z 119 推测为 RDA 反应产生的 ^{1,3}B⁻。M6 与柚皮素对照品的液相色谱、质谱行为及精确分子量一致，故确证 M6 为柚皮素。

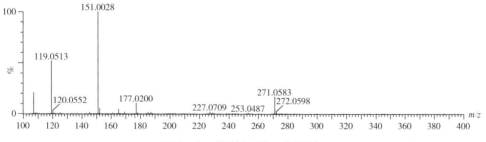

图3-8　代谢物 M6 二级图谱

代谢物 M7：准分子离子峰 [M − H]⁻ 为 m/z 273.0755，保留时间为 26.96 min。对其进行子离子扫描（图 3−9）分析，发现产生的子离子（m/z 179、m/z 167、m/z 125）与代谢物 M5 脱糖基后一致。根据 M7 的液相色谱、质谱行为及精确分子量，推测 M7 为柚皮素 4 位羰基加氢后的产物。

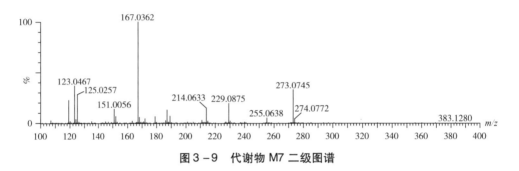

图 3−9　代谢物 M7 二级图谱

代谢物 M8：准分子离子峰 [M − H]⁻ 为 m/z 269.0446，保留时间为 28.39 min。对其进行子离子扫描（图 3−10）分析，m/z 225 为准分子离子脱去一分子 CO_2 产生（−44 u）；m/z 151 为 $^{1,3}A^-$。M8 与芹菜素对照品的液相色谱、质谱行为及精确分子量一致，确证 M8 为柚皮素脱氢后的芹菜素。

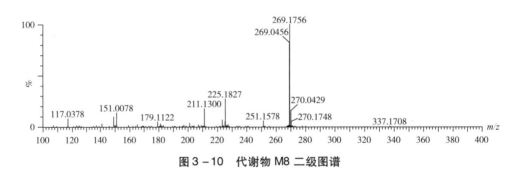

图 3−10　代谢物 M8 二级图谱

代谢物 M9 和 M10：准分子离子峰 [M − H]⁻ 为 m/z 447.0893 和 m/z 447.0890，保留时间为 9.49 min 和 10.16 min。对其进行子离子扫描（图 3−11）分析，m/z 271 推测为准分子离子脱去一分子葡萄糖醛酸（−176 u）所产生，m/z 151 等与柚皮素的碎片离子相同。根据 M9 和 M10 的液相色谱、质谱行为及精确分子量，推测 M9 和 M10 为柚皮素葡萄糖醛酸结合物。

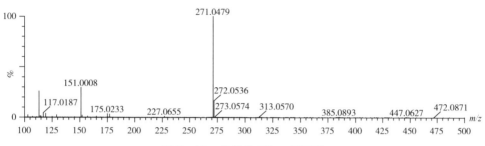

图 3 – 11 代谢物 M9 二级图谱

代谢物 M11：准分子离子峰 [M – H]⁻ 为 m/z 287.0583，保留时间为 21.09 min。对其进行子离子扫描（图 3 – 12）分析，如果产生 m/z 151 和 m/z 135，则羟化位置为 B 环；如果产生 m/z 167 和 m/z 119，则羟化位置为 A 环。对其进行子离子扫描（PI）分析，m/z 151 推测为 ^{1,3}A⁻，m/z 135 推测为 ^{1,3}B⁻，因此推测羟化位置为 B 环。M11 与圣草酚对照品的液相色谱、质谱行为及精确分子量一致，故确证 M11 为柚皮素羟化后的圣草酚。

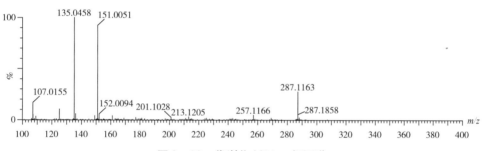

图 3 – 12 代谢物 M11 二级图谱

代谢物 M12：准分子离子峰 [M – H]⁻ 为 m/z 351.0124，保留时间为 14.93 min。对其进行子离子扫描（图 3 – 13）分析，m/z 271 推测为准分子离子脱去一分子硫酸酯（–80 u）所产生，m/z 151 推测为 ^{1,3}A⁻，m/z 121 推测为 ^{0,2}B⁻。根据 M12 的液相色谱、质谱行为及精确分子量，推测 M12 为柚皮素硫酸酯结合物。

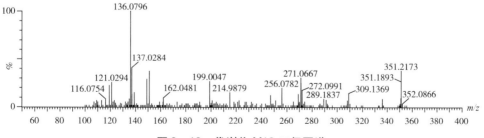

图 3 – 13 代谢物 M12 二级图谱

代谢物 M13：准分子离子峰 [M − H]⁻ 为 *m/z* 433.1173，保留时间为 14.81 min。对其进行子离子扫描（图 3 − 14）分析，*m/z* 271 推测为准分子离子脱去一分子葡萄糖（− 162 u）所产生；*m/z* 151 推测为^{1,3}A⁻ 产生。根据 M13 的液相色谱、质谱行为及精确分子量，推测 M13 为柚皮素葡萄糖结合物。

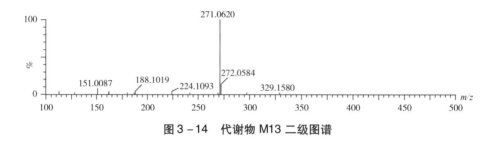

图 3 − 14　代谢物 M13 二级图谱

代谢物 M14：准分子离子峰 [M − H]⁻ 为 *m/z* 301.0722，保留时间为 26.85 min。对其进行子离子扫描（图 3 − 15）分析，*m/z* 151 推测为^{1,3}A⁻。M14 与橙皮素对照品的液相色谱、质谱行为及精确分子量一致，故确证 M14 为橙皮素。

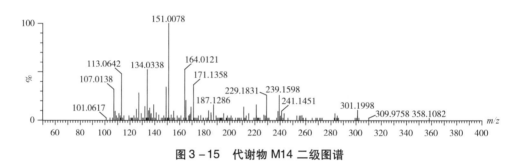

图 3 − 15　代谢物 M14 二级图谱

3. 柚皮素 C 环断裂后产生的代谢产物

采用 UPLC − Q − TOF 法共检测到 9 种以柚皮素 C 环断裂的代谢产物（图 3 − 16），分别对代谢产物进行碎片分析（图 3 − 17 ～ 图 3 − 20），确定代谢产物结构。

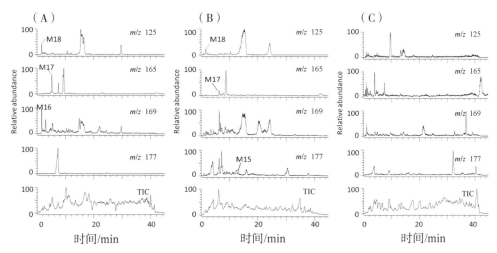

图 3-16　大鼠给药后在粪（0～6 h）、尿（0～6 h）及胆汁（6～12 h）中检测到的总离子流图和柚皮素 C 环断裂后产生的代谢产物的抽提离子流图

代谢物 M15：准分子离子峰 ［M－H］⁻ 为 m/z 177.0203，保留时间为 12.97 min。对其进行子离子扫描（图 3-17）分析，m/z 133 推测为准分子离子脱去一分子 CO_2（－44 u）所产生；m/z 109 推测为碎裂离子间苯二酚产生。M15 与 5，7－二羟基色原酮对照品的液相色谱、质谱行为及精确分子量一致，确证 M15 为柚皮素 C 环 5 键断裂产生的 5，7－二羟基色原酮。

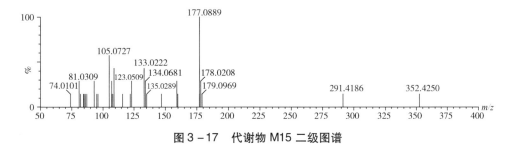

图 3-17　代谢物 M15 二级图谱

代谢物 M16：准分子离子峰 ［M－H］⁻ 为 m/z 169.0153，保留时间为 1.56 min。对其进行子离子扫描（图 3-18）分析，m/z 125 推测为准分子离子脱去一分子 CO_2（－44 u）所产生。根据 M16 的液相色谱、质谱行为及精确分子量，推测 M16 为柚皮素 C 环 1、3 键断裂后氧化产生的 2，4，6－三羟基苯甲酸。

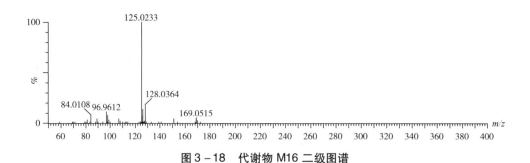

图 3-18　代谢物 M16 二级图谱

代谢物 17：准分子离子峰［M－H］⁻为 m/z 165.0548，保留时间为 5.18 min。对其进行子离子扫描（图 3-19）分析，m/z 121 推测为准分子离子脱去一分子 CO_2（－44 u）所产生。M17 与对羟基苯丙酸对照品的液相色谱、质谱行为及精确分子量一致，故确证 M17 为柚皮素 C 环 1、4 键断裂后氧化产生的对羟基苯丙酸。

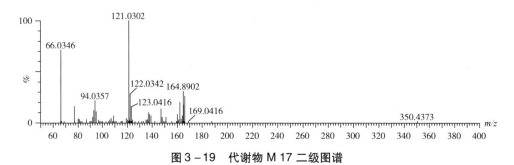

图 3-19　代谢物 M 17 二级图谱

代谢物 18：准分子离子峰［M－H］⁻为 m/z 137.0243，保留时间为 1.82 min。对其进行子离子扫描（PI）（图 3-20）分析，m/z 93 推测为准分子离子脱去一分子 CO_2（－44 u）所产生。根据 M19 的液相色谱、质谱行为及精确分子量，推测 M19 为柚皮素 C 环 2、5 键断裂后氧化产生的对羟基苯甲酸。

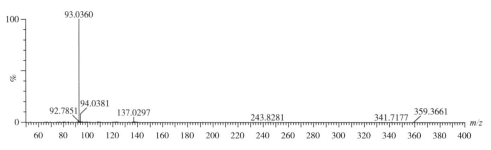

图 3-20　代谢物 M18 二级图谱

（二）代谢途径推测

研究表明，SD 大鼠灌胃给药柚皮苷后，在体内可代谢成多种物质。这些物质可分为三类，即以柚皮苷为母核的代谢物、以柚皮素为母核的代谢物以及柚皮素 C 环断裂后产生的代谢产物。以这些代谢产物为基础，推测柚皮苷进入 SD 大鼠体内的代谢途径见图 3 - 21。

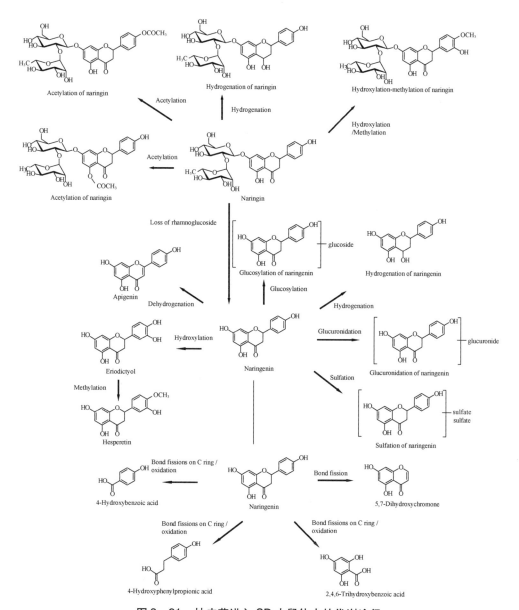

图 3 - 21　柚皮苷进入 SD 大鼠体内的代谢途径

第三节　柚皮苷在 Beagle 犬体内代谢产物研究

【实验材料】

试验动物：Beagle 犬，6 只，雌、雄各半，体重（10 ± 0.5）kg，由高要市康达实验动物科技有限公司提供，许可证号：SCXK 粤 2009 - 0009。

其他同第二节对应内容。

【实验部分】

尿、粪及胆汁样品采集

供试品制备：试验前按照设定的给药剂量装普通胶囊。

尿、粪样品的采集：本次试验与单次给药中剂量组同时进行。在中剂量组给药前收集尿、粪样的空白样品，在中剂量组给药后，分别于 0～6 h、6～12 h、12～24 h、24～36 h 和 36～48 h 共 5 个时间段收集尿、粪样品。粪样 60 ℃烘干，粉碎后称重。取于 0～6 h、6～12 h 和 12～24 h 的尿、粪样品进行代谢产物测定。

胆汁样品的采集：Beagle 犬 2 只，雄性，给药前禁食 12 h，自由饮水，按照 12.4 mg/kg 剂量给药后，分别于给药后 6 h、12 h 后，麻醉并股动脉放血处死，收集胆囊中的胆汁，- 70 ℃保存，待测。

其他同第二节内容。

【实验结果】

（一）Beagle 犬尿、粪及胆汁样品中代谢产物的分析

Beagle 犬灌胃给予柚皮苷后，在体内可代谢成多种物质，样品中检测到的各代谢产物见表 3 - 3。

表3-3　Beagle 犬给予柚皮苷后尿、粪及胆汁中代谢产物

代谢物		保留时间	测得分子量	理论分子量	偏差/10^{-6}	对照品确证	含该代谢物的样品[*]
M1	柚皮苷 [M1]	19.71	579.1663	579.1714	-8.8	√	粪；尿-1, 2, 3；胆汁-1, 2
M2	[M1+OH]	17.10	595.1699	595.1663	6.0		粪；尿-1
M3	[M1+OH+CH₃]	20.66	609.1844	609.1819	4.1	√	尿-1, 2
M4	[M1+COCH₃]	22.09	621.1841	621.1819	2.3		尿-1, 2, 3
M5	[M1+COCH₃]	23.13	621.1833	621.1819	3.5		粪；尿-1, 2
M6	[M1+2H]	23.80	581.1875	581.1870	-4.5		粪；胆汁-1, 2
M7	柚皮素 [M2]	25.21	271.0601	271.0606	-1.8	√	粪；尿-1, 2, 3；胆汁-1, 2
M8	[M2+2H]	28.20	273.0752	273.0763	-4.0		尿-1
M9	芹菜素	28.61	269.0470	269.0450	7.4	√	粪；尿-1
M10	[M2+GlcuA]	10.54	447.0904	447.0927	-5.1		尿-1, 2, 3；胆汁-1, 2
M11	[M2+GlcuA]	11.17	447.0923	447.0927	-0.9		粪；尿-1, 2, 3；胆汁-1
M12	圣草酚	21.49	287.0578	287.0556	7.7	√	粪；尿-1, 2, 3
M13	[M2+SO₃H]	14.90	351.0153	351.0175	-6.3		尿-1, 2, 3；胆汁-1
M14	[M2+Glc]	15.54	433.1173	433.1135	8.8		尿-1, 2, 3；胆汁-1
M15	[M2+OH+GlcuA]	8.60	463.0876	463.0877	-0.2		尿-1, 2；胆汁-1
M16	5, 7-二羟色原酮	12.99	177.0192	177.0188	2.3	√	粪；尿-1, 2, 3；胆汁-1
M17	2, 4, 6-三羟基苯甲酸	1.56	169.0153	169.0137	9.5		粪
M18	对羟基苯甲酸	1.83	137.0240	137.0239	0.7		粪；尿-1, 2, 3
M19	对羟基苯丙酸	6.37	165.0548	165.0552	-0.6	√	粪；尿-1, 2, 3
M20	马尿酸	2.02	178.0508	178.0504	2.2	√	粪
M21	马尿酸+OH	2.07	194.0440	194.0453	-6.7		粪；尿-1, 2, 3
M22	对羟基苯丙酸+SO₃H	4.79	245.0138	245.0120	7.3		尿-1；胆汁-1, 2

注：[*]尿-1：0～6 h尿样含有该代谢物；尿-2：6～12 h尿样含有该代谢物；尿-3：12～24 h尿样含有该代谢物；粪：0～24 h粪样含有该代谢物；胆汁-1：给药6 h后取胆汁，样品中含有该代谢物；胆汁-2：给药12 h后取胆汁，样品中含有该代谢。

1. 以柚皮苷为母核的代谢产物

采用 UPLC - Q - TOF 法共检测到 6 种以柚皮苷为母核的代谢产物（图 3 - 22），分别对代谢产物进行碎片分析（图 3 - 23 ～图 3 - 27），确定代谢产物结构。

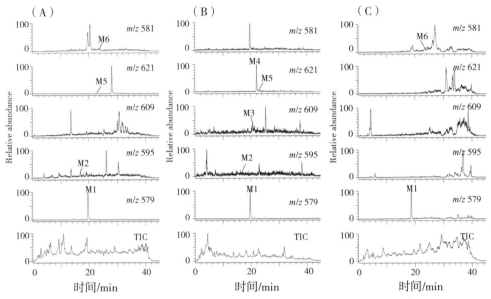

图 3 - 22　犬给药后在粪（0～24 h）、尿（0～6 h）及胆汁（12 h）中检测到的总离子流图和以柚皮苷为母核的代谢产物的抽提离子流图

代谢物 M1：准分子离子峰 [M - H]⁻ 为 m/z 579.1663，保留时间为 19.71 min。对其进行子离子扫描（图 3 - 23）分析，m/z 271 推测为准分子离子脱去一分子芸香糖（-308 u）所产生；m/z 151 推测为准分子离子脱去芸香糖后的^{1,3}A⁻；m/z 459 推测为准分子离子 1、3 键断裂产生。M1 与柚皮苷对照品的液相色谱、质谱行为及精确分子量一致，故确证 M1 为柚皮苷。

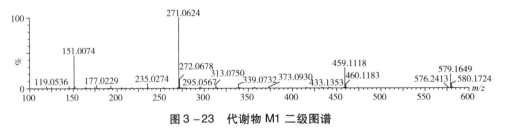

图 3 - 23　代谢物 M1 二级图谱

代谢物 M2：准分子离子峰 [M - H]⁻ 为 m/z 595.1699，保留时间为 17.10 min。对其进行子离子扫描（图 3 - 24）分析，m/z 287 推测为准分子离子脱去一分子芸香糖（-308 u）所产生；m/z 151 推测为^{1,3}A⁻；m/z 459 推测为准分子离子 1、3 键断裂产生，由此推测羟化位点为 B 环。根据 M2 液相色谱、质谱行为及精确分子

量，推测 M2 为羟化柚皮苷。当 B 环上有单个的羟基时，羟化反应趋向于发生在该羟基的临位[3]，因此推测代谢物 B 环羟化的柚皮苷为 3′-羟基柚皮苷。

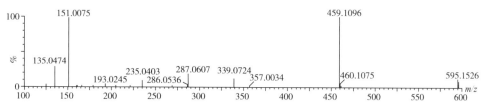

图 3-24　代谢物 M2 二级图谱

代谢物 M3：准分子离子峰［M-H］$^-$为 m/z 609.1844，保留时间为 20.66 min。对其进行子离子扫描（图 3-25）分析，m/z 301 推测为准分子离子脱去一分子芸香糖（-308 u）所产生；m/z 271 推测为 m/z 301 脱去羟基和甲基所产生；m/z 151 离子推测为 m/z 301 经 RDA 反应后产生的^{1,3}A$^-$。M3 与新橙皮苷对照品的液相色谱、质谱行为及精确分子量一致，故确证 M3 为新橙皮苷。

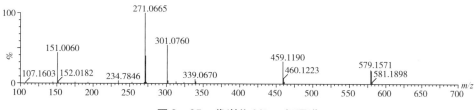

图 3-25　代谢物 M3 二级图谱

代谢物 M4 和 M5：准分子离子峰［M-H］$^-$为 m/z 621.1841 和 621.1833，保留时间为 22.09 min 和 23.13 min。对其进行子离子扫描（图 3-26）分析，m/z 579 推测为准分子离子脱去一分子乙酰基所产生；其他碎片离子与柚皮苷产生的碎片离子一致。根据 M4 和 M5 的液相色谱、质谱行为及精确分子量，推测 M4 和 M5 为乙酰化柚皮苷。因为 5 位羟基的空间位阻[4]，推测两个柚皮苷乙酰化产物为 7-乙酰柚皮苷和 4′-乙酰柚皮苷。

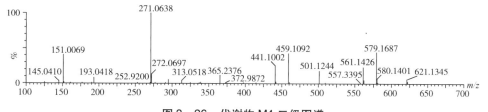

图 3-26　代谢物 M4 二级图谱

代谢物 M6：准分子离子峰［M-H］$^-$为 m/z 581.1875，保留时间为 23.80 min。对其进行子离子扫描（图 3-27 分析，m/z 273 推测为准分子离子脱去一分子芸香糖（-308 u）所产生；m/z 475 推测为准分子离子1、2键断裂产生（-106 u）；m/z 167 推测为 $^{0,4}B^-$。根据 M6 的保留时间、质谱行为及精确分子量，推测 M6 为柚皮苷4位还原后的产物。

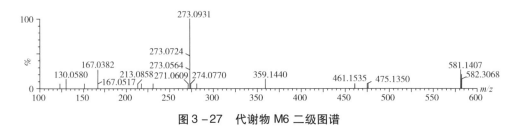

图 3-27　代谢物 M6 二级图谱

2. 以柚皮素为母核的代谢产物

采用 UPLC-Q-TOF 法共检测到 9 种以柚皮素为母核的代谢产物（图 3-28），分别对代谢产物进行碎片分析（图 3-29～图 3-36），确定代谢产物结构。

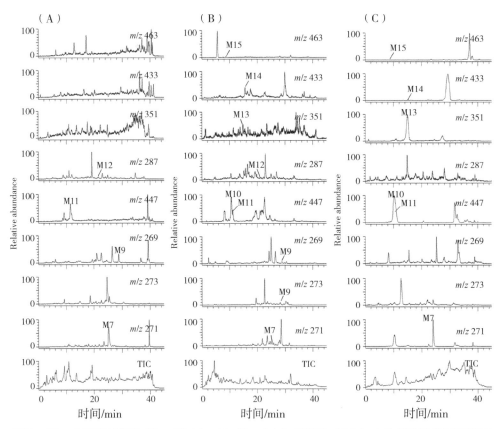

图 3-28　犬给药后在粪（0～24 h）、尿（0～6 h）及胆汁（6 h）中检测到的总离子流图和以柚皮素为母核的代谢产物的抽提离子流图

代谢物 M7：准分子离子峰［M－H］$^-$为 m/z 271.0601，保留时间为 25.21 min。对其进行子离子扫描（图 3－29）分析，m/z 177 推测为^{5}A$^-$；m/z 151 推测为^{1,3}A$^-$；m/z 119 推测为 RDA 反应产生的^{1,3}B$^-$。M7 与柚皮素对照品的液相色谱、质谱行为及精确分子量一致，故确证 M7 为柚皮素。

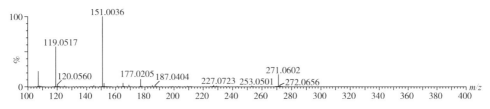

图 3－29　代谢物 M7 二级图谱

代谢物 M8：准分子离子峰［M－H］$^-$为 m/z 273.0752，保留时间为 28.20 min。对其进行子离子扫描（图 3－30）分析，发现产生的子离子（m/z 167、m/z 179）与代谢物 M6 脱糖基后一致。根据 M8 的液相色谱、质谱行为及精确分子量，推测 M8 为柚皮素 4 位羰基加氢后的产物。

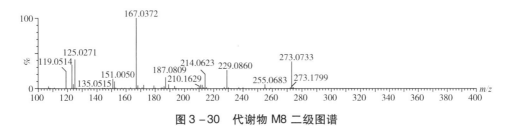

图 3－30　代谢物 M8 二级图谱

代谢物 M9：准分子离子峰［M－H］$^-$为 m/z 269.0470，保留时间为 28.61 min。对其进行子离子扫描（图 3－31）分析，m/z 225 为准分子离子脱去一分子 CO_2 产生（－44 u）；m/z 151 为^{1,3}A$^-$。M9 与芹菜素对照品的液相色谱、质谱行为及精确分子量一致，确证 M9 为柚皮素脱氢后的芹菜素。

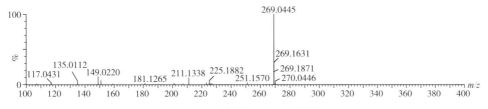

图 3－31　代谢物 M9 二级图谱

代谢物 M10 和 M11：准分子离子峰［M－H］$^-$为 m/z 447.0904 和 m/z 447.0923，保留时间为 10.54 min 和 11.17 min。对其进行子离子扫描（图 3－32）分析，m/z 271 推测为准分子离子脱去一分子葡萄糖醛酸（－176 u）所产生，m/z

151 等与柚皮素的碎片离子相同。根据 M10 和 M11 的液相色谱、质谱行为及精确分子量，推测 M10 和 M11 为柚皮素葡萄糖醛酸结合物。因为 5 位羟基的空间位阻[4]，以及 7 位和 4′位结合葡萄糖醛酸后在液相上保留时间的长短，推测检测到的两个结合物分别为 7 - 葡萄糖醛酸柚皮素和 4′ - 葡萄糖醛酸柚皮素。

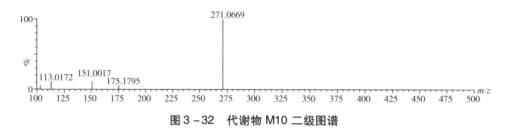

图 3 - 32　代谢物 M10 二级图谱

代谢物 M12：准分子离子峰 [M - H]⁻ 为 m/z 287.0578，保留时间为 21.49 min。对其进行子离子扫描（图 3 - 33）分析，如果产生 m/z 151 和 m/z 135，则羟化位置为 B 环；如果产生 m/z 167 和 m/z 119，则羟化位置为 A 环。对其进行子离子扫描（PI）分析，m/z 269 推测为准分子离子脱去一分子水（- 18 u）所产生，m/z 151 推测为 $^{1,3}A^-$，m/z 135 推测为 $^{1,3}B^-$，因此推测羟化位置为 B 环。M12 与圣草酚对照品的液相色谱、质谱行为及精确分子量一致，故确证 M12 为柚皮素羟化后的圣草酚。

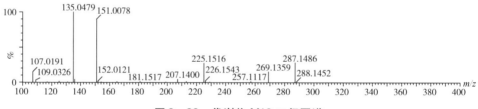

图 3 - 33　代谢物 M12 二级图谱

代谢物 M13：准分子离子峰 [M - H]⁻ 为 m/z 351.0153，保留时间为 14.90 min。对其进行子离子扫描（图 3 - 34）分析，m/z 271 推测为准分子离子脱去一分子硫酸酯（- 80 u）所产生，m/z 119、m/z 151 和 m/z 177 与代谢物 M7 产生的碎片离子相同。根据 M13 的液相色谱、质谱行为及精确分子量，推测 M13 为柚皮素硫酸酯结合物。

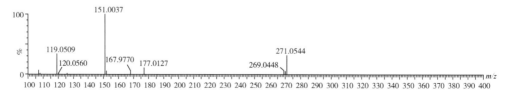

图 3 - 34　代谢物 M13 二级图谱

代谢物 M14：准分子离子峰［M－H］⁻为 *m/z* 433.1173，保留时间为 15.54 min。对其进行子离子扫描（图 3 – 35）分析，*m/z* 271 推测为准分子离子脱去一分子葡萄糖（–162 u）所产生；*m/z* 165 推测为^{0,4}B⁻；*m/z* 151 推测为^{1,3}A⁻。根据 M14 的液相色谱、质谱行为及精确分子量，推测 M14 为柚皮素葡萄糖结合物。

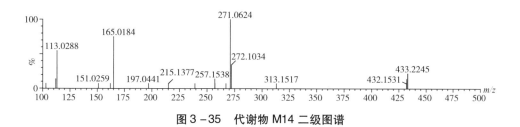

图 3 – 35　代谢物 M14 二级图谱

代谢物 M15：准分子离子峰［M－H］⁻为 *m/z* 463.0876，保留时间为 8.60 min。对其进行子离子扫描（图 3 – 36）分析，*m/z* 287 推测为准分子离子脱去一分子葡萄糖醛酸（–176 u）所产生，*m/z* 151 等与柚皮素的碎片离子相同。产生 *m/z* 151 说明羟化位置可能为 B 环。根据 M15 的液相色谱、质谱行为及精确分子量，推测 M15 为柚皮素 B 环羟化后葡萄糖醛酸结合物。

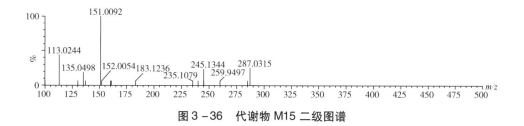

图 3 – 36　代谢物 M15 二级图谱

3. 柚皮素 C 环断裂后产生的代谢产物

采用 UPLC – Q – TOF 法共检测到 9 种柚皮素 C 环断裂的代谢产物（图 3 – 37），分别对代谢产物进行碎片分析（图 3 – 38 ～ 图 3 – 46），确定代谢产物结构。

代谢物 M16：准分子离子峰［M－H］⁻为 *m/z* 177.0192，保留时间为 12.99 min。对其进行子离子扫描（PI）分析，*m/z* 133 推测为准分子离子脱去一分子 CO_2（–44 u）所产生；*m/z* 109 推测为碎裂离子间苯二酚产生。M17 与 5，7 – 二羟基色原酮对照品的液相色谱、质谱行为及精确分子量一致，确证 M17 为柚皮素 C 环 5 键断裂产生的 5，7 – 二羟基色原酮。

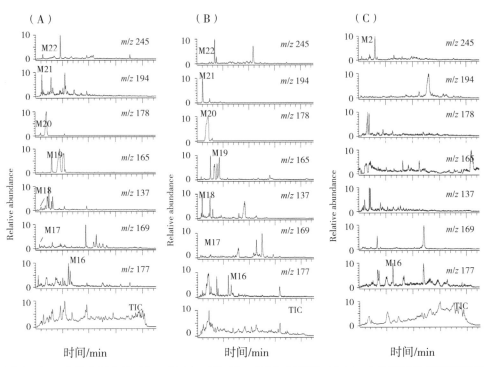

图 3 - 37　犬给药后在粪（0～24 h）、尿（0～6 h）及胆汁（6 h）中检测到的总离子流图和柚皮素 C 环断裂后产生的代谢产物的提取离子流图

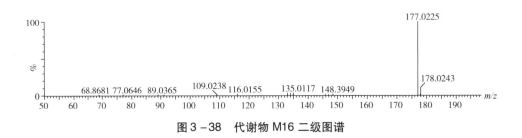

图 3 - 38　代谢物 M16 二级图谱

代谢物 M17：准分子离子峰 [M－H]⁻为 m/z 169.0153，保留时间为 1.56 min。对其进行子离子扫描（PI）（图 3 - 39）分析，m/z 125 推测为准分子离子脱去一分子 CO_2（-44 u）所产生，m/z 107 推测为 m/z 125 脱去一分子水（-18 u）所产生。根据 M18 的液相色谱、质谱行为及精确分子量，推测 M18 为柚皮素 C 环 1、3 键断裂后氧化产生的 2，4，6 - 三羟基苯甲酸。

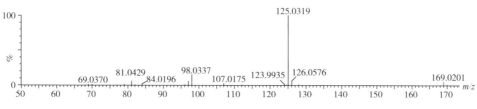

图 3 - 39　代谢物 M17 二级图谱

代谢物 M18：准分子离子峰 [M－H]⁻ 为 m/z 137.0240，保留时间为 1.83 min。对其进行子离子扫描（PI）（图 3－40）分析，m/z 93 推测为准分子离子脱去一分子 CO_2（－44 u）所产生。根据 M19 的液相色谱、质谱行为及精确分子量，推测 M19 为柚皮素 C 环 2、5 键断裂后氧化产生的对羟基苯甲酸。

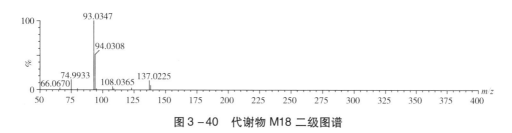

图 3 - 40　代谢物 M18 二级图谱

代谢物 M19：准分子离子峰 [M－H]⁻ 为 m/z 165.0548，保留时间为 6.37 min。对其进行子离子扫描（PI）（图 3－41）分析，m/z 121 推测为准分子离子脱去一分子 CO_2（－44 u）所产生。M20 与对羟基苯丙酸对照品的液相色谱、质谱行为及精确分子量一致，故确证 M20 为柚皮素 C 环 1、4 键断裂后氧化产生的对羟基苯丙酸。

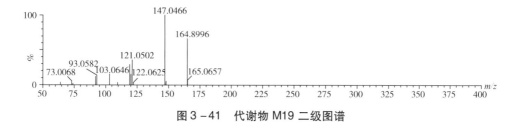

图 3 - 41　代谢物 M19 二级图谱

代谢物 M20：准分子离子峰 [M－H]⁻ 为 m/z 178.0508，保留时间为 2.02 min。对其进行子离子扫描（PI）（图 3－42）分析，m/z 134 推测为准分子离子脱去一分子 CO_2（－44 u）所产生。M20 与马尿酸对照品的液相色谱、质谱行为及精确分子量一致，确证 M21 为柚皮素 C 环 2、5 键断裂后与甘氨酸缩合并脱羟基产生的马尿酸。

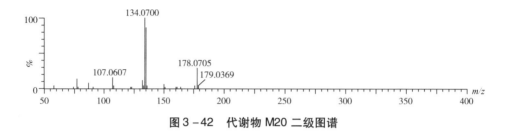

图 3-42 代谢物 M20 二级图谱

代谢物 M21：准分子离子峰 [M - H]⁻ 为 m/z 194.0440，保留时间为 2.07 min。对其进行子离子扫描（PI）（图 3-43）分析，m/z 150 推测为准分子离子脱去一分子 CO_2（-44 u）所产生；m/z 93 推测为苯酚的准分子离子。根据 M21 的液相色谱、质谱行为及精确分子量，推测 M21 为柚皮素 C 环 2、5 键断裂后与甘氨酸缩合产生的对羟基马尿酸。

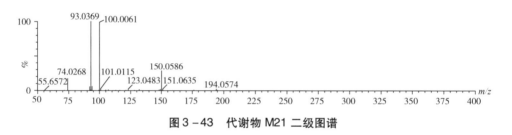

图 3-43 代谢物 M21 二级图谱

代谢物 M22：准分子离子峰 [M - H]⁻ 为 m/z 245.0138，保留时间为 4.79 min。对其进行子离子扫描（PI）（图 3-44）分析，m/z 165 推测为准分子离子脱去一分子 SO_3H（-80 u）所产生；m/z 121 推测为 m/z 165 脱去一分子 CO_2（-44 u）所产生。根据 M22 的液相色谱、质谱行为及精确分子量，推测 M22 为对羟基苯丙酸的硫酸酯结合物。

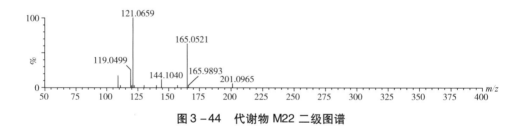

图 3-44 代谢物 M22 二级图谱

（二）代谢途径推测

研究表明，Beagle 犬灌胃给予柚皮苷后，在体内可代谢成多种物质。这些物质可分为三类，即以柚皮苷为母核的代谢物、以柚皮素为母核的代谢物及柚皮素 C 环断裂后产生的代谢产物。以这些代谢产物为基础，推测柚皮苷进入 Beagle 犬体内的代谢途径见图 3 - 45。

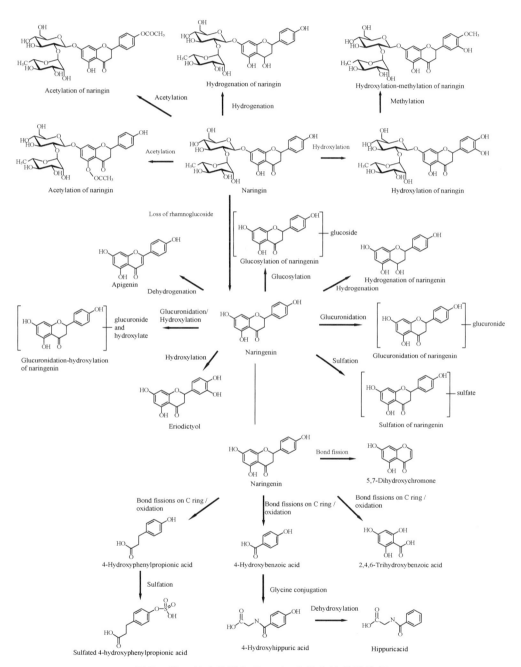

图 3 - 45 柚皮苷进入 Beagle 犬体内的代谢途径

第四节 柚皮苷、柚皮素在人肝微粒体中代谢产物研究

【实验材料】

人肝微粒体：购于 BD 公司，批号为 38289@1311640001。

供试品：柚皮苷原料，批号为 20080203。

其他同第二节相应内容。

【实验部分】

（一）溶液配制

称定柚皮苷对照品约 2.18 mg 置 10 mL 量瓶中，加甲醇溶解，定容至刻度，取该溶液 2 mL，以甲醇 – 水（50∶50，V/V）稀释 50 倍后成对照品溶液，备用。

称定柚皮素对照品约 2.05 mg 置 10 mL 量瓶中，加甲醇溶解，定容至刻度，取该溶液 2 mL，以甲醇 – 水（50∶50，V/V）稀释 50 倍后成对照品溶液，备用。

称定新橙皮苷对照品约 2.04 mg 置 10 mL 量瓶中，加甲醇溶解，定容至刻度，取该溶液 2 mL，以甲醇 – 水（50∶50，V/V）稀释 50 倍后成对照品溶液，备用。

称定芹菜素对照品约 1.98 mg 置 10 mL 量瓶中，加甲醇溶解，定容至刻度，取该溶液 2 mL，以甲醇 – 水（50∶50，V/V）稀释 50 倍后成对照品溶液，备用。

称定 5，7 – 二羟基色原酮对照品约 2.36 mg 置 10 mL 量瓶中，加甲醇溶解，定容至刻度，取该溶液 2 mL，以甲醇 – 水（50∶50，V/V）稀释 50 倍后成对照品溶液，备用。

称定圣草酚对照品约 2.15 mg 置 10 mL 量瓶中，加甲醇溶解，定容至刻度，取该溶液 2 mL，以甲醇 – 水（50∶50，V/V）稀释 50 倍后成对照品溶液，备用。

取上述各对照品 100 μL，置 1.5 mL 离心管中，混匀，备用（其中各对照品浓度约 1 μg/mL）。

供试品溶液制备：试验前按照设定的给药剂量配成约 1 mmol/L 的柚皮苷/柚皮素溶液。

（二）人肝微粒体样品的孵育

Ⅰ相代谢孵育液：1 mmol/L 柚皮苷/柚皮素溶液 10 μL，NADPH – A 溶液 50 μL，

肝微粒体悬液 25 μL，0.5 mol/L 磷酸盐缓冲液 200 μL，去离子水 705 μL，混匀，37 ℃水浴预热 5 min，迅速加入 NADPH-B 溶液 10 μL 混匀，继续 37 ℃水浴孵育 2 h。

Ⅱ相代谢孵育液：1 mmol/L 柚皮苷/柚皮素溶液 10 μL，D-葡萄糖二酸-1,4-内酯溶液 50 μL，肝微粒体悬液 25 μL，0.5 mol/L 磷酸盐缓冲液 200 μL，去离子水 665 μL，混匀，37 ℃水浴预热 5 min，迅速加入 UDPGA 溶液 50 μL 混匀，继续 37 ℃水浴孵育 2 h。

（三）样品处理方法

分别取肝微粒体Ⅰ、Ⅱ相孵育液，混匀，取 500 μL 于 1.5 mL 离心管中，加入乙酸乙酯 500 μL，涡旋 3 min，13000 r/min 离心 10 min，转移上清液至新离心管 A 中，下层溶液再加入乙酸乙酯 500 μL，涡旋 3 min，13000 r/min 离心 10 min，取上清液置离心管 A 中；下层加入 50 μL 50% 甲酸溶液和 500 μL 乙酸乙酯，涡旋 3 min，13000 r/min 离心 10 min，取上清液置离心管 A 中；下层溶液再加入乙酸乙酯 500 μL，涡旋 3 min，13000 r/min 离心 10 min，合并上清液至离心管 A，挥干。加入 100 μL 流动相复溶，超声 30 s 后涡旋 3 min，13000 r/min 离心 10 min 后取 5 μL 上清液进样。

（四）样品检测条件

同第二节的"样品检测方法"。

【实验结果】

（一）柚皮苷在人肝微粒体中代谢产物鉴定

将孵育后样品、空白样品及柚皮苷、柚皮素对照品注入 UPLC-Q-TOF 仪，分别采用全扫描（mass scan）、选择离子监测（SIM）和子离子扫描（daughter scan）模式对样品进行分析、比较。结果表明：人肝微粒体给予柚皮苷孵育后，在Ⅰ相孵育体系中主要检测到 3 个柚皮苷的代谢产物（表 3-4、图 3-46），在Ⅱ相代谢孵育体系中未检出代谢产物。在Ⅰ相及Ⅱ相代谢孵育体系中都检测到了柚皮苷原型。

表 3-4　柚皮苷在人肝微粒体中Ⅰ相代谢产物

代谢物		保留时间/min	测得分子量	理论分子量	偏差/10^{-6}	子离子	对照品确证
原型	柚皮苷	19.19	579.1661	579.1714	-9.2	459, 271, 151	√
M1	[柚皮苷+OH]	16.63	595.1691	595.1691	4.7	287, 151	
M2	野漆树苷	21.48	577.1552	577.1561	-0.9	269, 151	
M3	柚皮素	24.78	271.0581	271.0606	-9.2	177, 151, 119	√

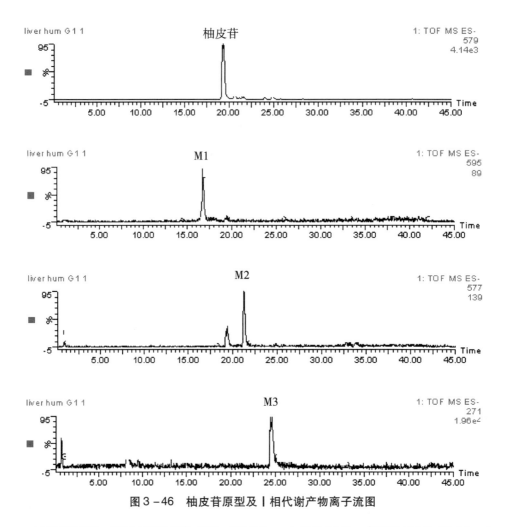

图3-46　柚皮苷原型及Ⅰ相代谢产物离子流图

柚皮苷原型：准分子离子峰［M-H］⁻为 m/z 579.1661，保留时间为 19.19 min。对其进行子离子扫描（图3-47）分析，m/z 271 推测为准分子离子脱去一分子芸香糖（-308 u）所产生；m/z 151 推测为准分子离子脱去芸香糖后的^{1,3}A⁻；m/z 459 推测为准分子离子1、3键断裂产生。M1 与柚皮苷对照品的液相色谱、质谱行为及精确分子量一致，故确证 M1 为柚皮苷。

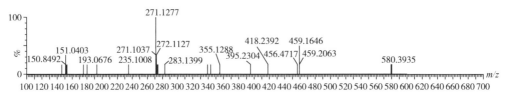

图3-47　柚皮苷二级碎片裂解图

代谢物 M1：准分子离子峰［M – H］⁻为 *m/z* 595.1691，保留时间为 16.63 min。对其进行子离子扫描（图 3 – 48）分析，*m/z* 287 推测为准分子离子脱去一分子芸香糖（–308 u）所产生；*m/z* 151 推测 *m/z* 287 发生碳 1、3 断裂产生的 A 环碎片，同时生成 B 环断裂碎片 *m/z* 135；根据 M2 液相色谱、质谱行为及精确分子量，推测 M2 为羟化柚皮苷，羟化位置为 B 环。

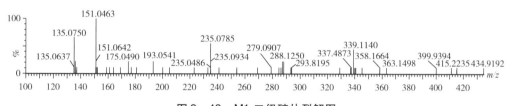

图 3 – 48　M1 二级碎片裂解图

代谢物 M2：准分子离子峰［M – H］⁻为 *m/z* 577.1552，保留时间为 21.48 min。对其进行子离子扫描（图 3 – 49）分析，*m/z* 269 推测为准分子离子脱去一分子芸香糖（–308 u）所产生，由于在化合物只有碳 1，2 发生脱氢反应，故推测该碎片为芹菜素；*m/z* 151 离子推测为 *m/z* 269 碳 1、3 断裂产生的 A 环碎片。根据 M3 的保留时间、质谱行为及精确分子量，推测 M3 为柚皮苷碳 1、2 位去氢后的产物，该结构为野漆树苷。

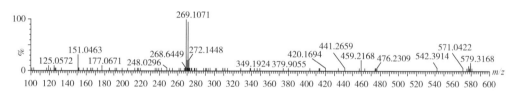

图 3 – 49　M2 二级碎片裂解图

代谢物 M3：准分子离子峰［M – H］⁻为 *m/z* 271.0581，保留时间为 24.78 min。对其进行子离子扫描（图 3 – 50）分析，*m/z* 177 推测为 $^5A^-$；*m/z* 151 推测为 $^{1,3}A^-$；*m/z* 119 推测为 RDA 反应产生的 $^{1,3}B^-$。M3 与柚皮素对照品的液相色谱、质谱行为及精确分子量一致，故确证 M3 为柚皮素。

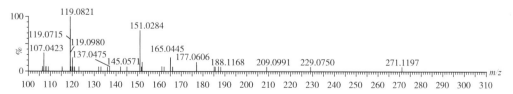

图 3 – 50　M3 二级碎片裂解图

（二）柚皮苷代谢途径推测

以柚皮苷在人肝微粒体中的代谢产物为基础，推测柚皮苷在人肝微粒体中的代谢途径（图3-51）。

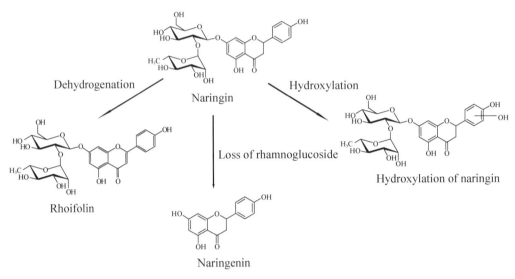

图3-51　柚皮苷在人肝微粒体中代谢途径

（三）柚皮素在人肝微粒体中代谢产物鉴定

将孵育后样品、空白样品及柚皮素、芹菜素、圣草酚和5，7二氢色原酮混合对照品注入 UPLC-Q-TOF 仪，分别采用全扫描（mass scan）、选择离子监测（SIM）和子离子扫描（daughter scan）模式对样品进行分析、比较。

柚皮素经人肝微粒体体外孵育后，在Ⅰ相孵育体系中检测到3个柚皮素代谢产物（表3-5、图3-52），在Ⅱ相代谢孵育体系中检测到4个柚皮素代谢产物。在Ⅰ相及Ⅱ相代谢孵育体系中都检测到了柚皮素原型。

表3-5　柚皮素在人肝微粒中代谢产物

代谢项		代谢物	保留时间/min	测得分子量	理论分子量	偏差/10^{-6}	子离子	对照品确证
Ⅰ相/Ⅱ相	原型	柚皮素	24.59	271.0581	271.0606	-9.2	177, 151, 119	√
Ⅰ相	M1	芹菜素	28.20	269.0461	269.0450	4.1	225, 151, 117	√
Ⅰ相	M2	圣草酚	20.72	287.0578	287.0556	7.7	151, 135, 107	√
Ⅰ相	M3	5，7-二羟色原酮	12.79	177.0201	177.0188	7.3	133, 109	√
Ⅱ相	M4	［柚皮素 + GlcuA］	7.12	447.0897	447.0927	-6.7	271, 151	
Ⅱ相	M5	［柚皮素 + Glc］	17.81	433.1169	433.1135	7.9	271, 165, 151	

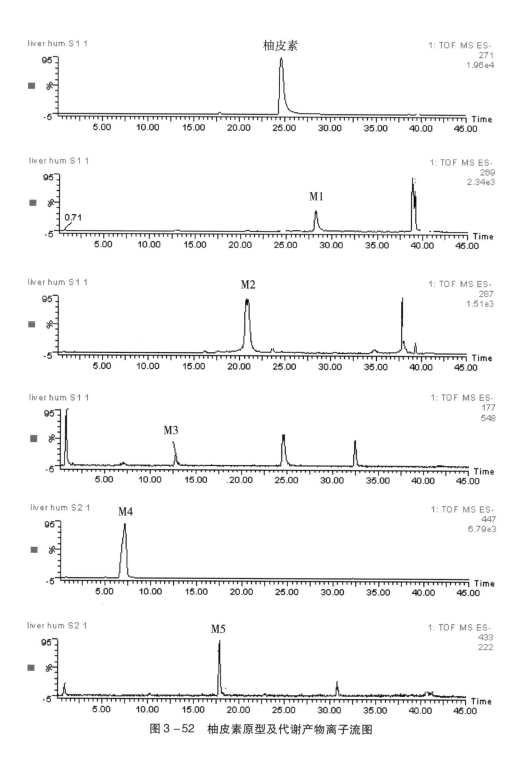

图 3 –52 柚皮素原型及代谢产物离子流图

柚皮素：准分子离子峰 ［M－H］⁻ 为 m/z 271.0581，保留时间为 24.59 min。对其进行子离子扫描（图 3－53）分析，m/z 177 推测为 ⁵A⁻；m/z 151 推测为 ¹,³A⁻；m/z 119 推测为 RDA 反应产生的 ¹,³B⁻。M1 与柚皮素对照品的液相色谱、质谱行为及精确分子量一致，故确证 M1 为柚皮素。

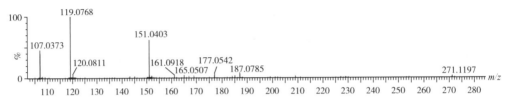

图 3－53　柚皮素二级碎片裂解图

代谢物 M1：准分子离子峰 ［M－H］⁻ 为 m/z 269.0461，保留时间为 28.20 min。对其进行子离子扫描（图 3－54）分析，m/z 225 为准分子离子脱去一分子 CO_2 产生（－44 u）；m/z 151 为 ¹,³A⁻。M2 与芹菜素对照品的液相色谱、质谱行为及精确分子量一致，确证 M2 为柚皮素脱氢后的芹菜素。

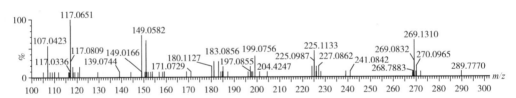

图 3－54　M1 二级碎片裂解图

代谢物 M2：准分子离子峰 ［M－H］⁻ 为 m/z 287.0578，保留时间为 20.72 min。对其进行子离子扫描（图 3－55）分析，如果产生 m/z 151 和 m/z 135，则羟化位置为 B 环；如果产生 m/z 167 和 m/z 119，则羟化位置为 A 环。对其进行子离子扫描（PI）分析，m/z 151 推测为 ¹,³A⁻，m/z 135 推测为 ¹,³B⁻，因此推测羟化位置为 B 环。M3 与圣草酚对照品的液相色谱、质谱行为及精确分子量一致，故确证 M3 为柚皮素羟化后的圣草酚，与文献一致[5]。

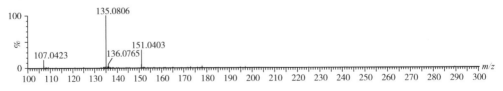

图 3－55　M2 二级碎片裂解图

代谢物 M3：准分子离子峰 ［M－H］⁻ 为 m/z 177.0201，保留时间为 12.79 min。对其进行子离子扫描（图 3－56）分析，m/z 133 推测为准分子离子脱去一分子

CO_2（ $-44\ u$ ）所产生。M6 与 5，7 - 二羟基色原酮对照品的液相色谱、质谱行为及精确分子量一致，确证 M6 为柚皮素 C 环 5 键断裂产生的 5，7 - 二羟基色原酮，与参考文献一致[3]。

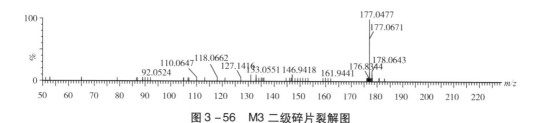

图 3 - 56　M3 二级碎片裂解图

代谢物 M4：准分子离子峰 ［M－H］⁻ 为 m/z 447.0897，保留时间为 7.12 min。对其进行子离子扫描（图 3 - 57）分析，m/z 271 推测为准分子离子脱去一分子葡萄糖醛酸（ $-176\ u$ ）所产生，m/z 151 等与柚皮素的碎片离子相同。根据 M4 的液相色谱、质谱行为及精确分子量，推测 M4 为柚皮素葡萄糖醛酸结合物。

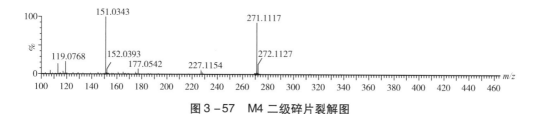

图 3 - 57　M4 二级碎片裂解图

代谢物 M5：准分子离子峰 ［M－H］⁻ 为 m/z 433.1169，保留时间为 17.81 min。对其进行子离子扫描（图 3 - 58）分析，m/z 271 推测为准分子离子脱去一分子葡萄糖（ $-162\ u$ ）所产生；m/z 151 推测为$^{1,3}A^-$。根据 M5 的液相色谱、质谱行为及精确分子量，推测 M5 为柚皮素葡萄糖结合物。

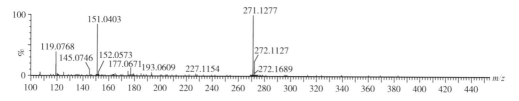

图 3 - 58　M5 二级碎片裂解图

（四）柚皮素代谢途径推测

以柚皮素在人肝微粒体中的代谢产物为基础，推测柚皮素在人肝微粒体中的代谢途径（图 3 - 59）。

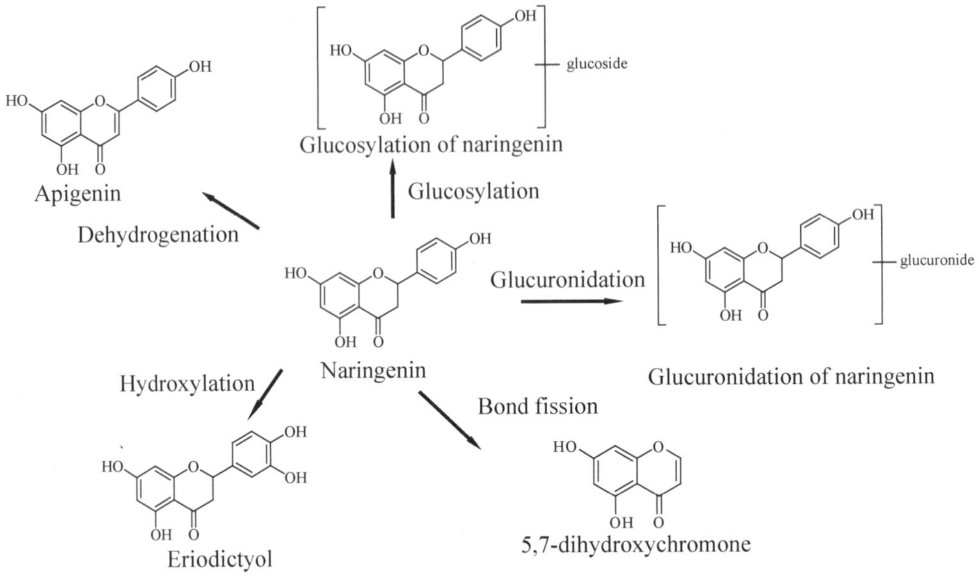

图 3-59　柚皮素在人肝微粒体中代谢途径

第五节　总　　结

　　本研究通过 UPLC-Q-TOF 技术定性分析大鼠和 Beagle 犬尿、粪及胆汁中的代谢产物。通过代谢物的精确分子量，获得代谢物的元素组成；通过二级质谱扫描，初步推测代谢物的空间结构；通过代谢物的极性和相对保留时间，进一步验证推测的代谢产物。

　　在 SD 大鼠及 Beagle 犬尿、粪中，代谢产物从结构上可分为三类，即以柚皮苷为母核的代谢物，包括柚皮苷的氧化甲基化、还原及乙酰化产物；以柚皮素为母核的代谢物，包括柚皮素氧化、还原、甲基化、葡萄糖醛酸结合、硫酸酯结合及葡萄糖结合产物；以及柚皮素 C 环断裂后产生的代谢产物，主要是 C 环开裂后产生的各种小分子及其氧化产物。比较柚皮苷在大鼠及犬体内的代谢过程，发现柚皮苷在动物体内的代谢过程存在种属差异。推测柚皮苷在犬体内经过更复杂的药酶和胃肠道微生物的代谢，产生比大鼠更丰富的代谢产物。

　　柚皮苷经人肝微粒体孵育后，在Ⅰ相孵育体系中共检测到 3 个代谢产物，未检测到Ⅱ相代谢产物。柚皮素经人肝微粒体体外孵育后，在Ⅰ相孵育体系检测到柚皮苷羟化产物和柚皮素脱氢产物等 3 个代谢产物，在Ⅱ相代谢孵育体系检测到 2 个代谢产物，为柚皮苷在人体内代谢产物研究提供了重要数据。

参考文献

［1］刘建平. 生物药剂学与药物动力学［M］. 北京：人民卫生出版社，2011.

［2］邢杰. 黄芩苷在动物体内的吸收和代谢研究［D］. 沈阳：沈阳药科大学，2005：37 - 38.

［3］NIKOLIC D，VAN BREEMEN R B. New metabolic pathways for flavanones catalyzed by rat liver microsomes［J］. Drug Metab Dispos，2004，32（4）：387 - 397.

［4］ZHANG J，BRODBELT J S. Screening flavonoid metabolites of naringin and narirutin in urine after human consumption of grapefruit juice by LC - MS and LC - MS/MS. Analyst［J］. 2004，129（12）：1227 - 1233.

第四章　柚皮苷的排泄研究

第一节　研　究　概　述

　　药物的排泄是指吸收进入体内的药物及代谢产物从体内排出体外的过程，其与药效、药效维持时间及毒副作用等密切相关。药物的排泄速率与血药浓度直接相关，当药物排泄速度增大，血液中药物量减少，从而导致药效降低以致不能产生药效；当药物受到生理因素或药物因素影响，排泄速度降低时，血液中药物量增大，往往会产生副作用，甚至出现中毒现象。

　　肾排泄是药物排泄的重要途径。本研究以 SD 大鼠和 Beagle 犬为受试动物，考察了柚皮苷经 SD 大鼠和 Beagle 犬的尿、粪的排泄速率及排泄量，为其物质平衡研究提供了数据。

第二节　柚皮苷经 SD 大鼠尿、粪的排泄研究

【实验材料】

（一）仪器

　　1200SL HPLC – 6410 QQQ 液相 – 质谱联用仪（美国 Agilent 公司）；Centrifuge 5415R 台式高速冷冻离心机（德国 Eppendorf 公司）；Vortex – Genie 2 涡旋振荡器（美国 Scientific Industries 公司）；BP211D 电子分析天平（德国 Sartorius 公司）；LRH – 150 生化培养箱（上海一恒科技有限公司）；系列精密移液器（法国 Gilson 公司、德国 Eppendorf 公司）；T10 basic 分散机（德国 IKA 公司）。

（二）对照品

　　柚皮苷对照品（批号：110722 – 200610，购于中国药品生物制品检定所，供含量测定用）；柚皮素对照品（N5893 – 1G，购于 Sigma 公司，含量≥95％，含量测定用，货号：035K1316）；异槲皮苷对照品（17793 – 50 mg，购于 Sigma 公司，含

量≥90%，HPLC）；β-葡萄糖苷酸酶（Type H-1，Sigma 公司，货号：G0751）。

（三）试剂

甲醇（色谱纯，B&J 公司）、乙酸乙酯（色谱纯，B&J 公司）；甲酸铵、甲基叔丁基醚（色谱纯，Sigma 公司）；Millipore 超纯水；氯化钠注射液（贵州天地药业有限责任公司，批号：0808172A）；聚乙二醇 400（广东光华化学厂有限公司，批号：20060311）。

（四）实验动物

SD 大鼠 12 只，购于广东省医学实验动物中心，生产许可证号：SCXK（粤）2007-0005，饲养于中山大学时珍堂 SPF 级动物房（动物实验设施使用证明：No. 0033238）。

【实验部分】

（一）给药方案与样品采集

尿、粪样品的采集与单次给药中剂量组同时进行，在中剂量组给药前收集尿、粪样的空白样品，在中剂量组给药后，分别于 0～2 h、2～4 h、4～6 h、6～8 h、8～12 h、12～24 h、24～36 h、36～48 h、48～60 h、60～72 h 10 个时间段收集尿、粪样品。记录尿样总体积，全部收集粪样置于 60 ℃烘干后称重并记录。全部样品于 -70 ℃保存，待测。

（二）大鼠尿和粪中柚皮苷、柚皮素的测定

1. 柚皮苷、柚皮素系列标准溶液及内标溶液的配制

柚皮苷对照品储备液配制：取 105 ℃干燥至恒重的柚皮苷对照品，精密称定 9.98 mg，置 100 mL 量瓶中，用甲醇溶解、定容，作为对照品储备液（99.80 μg/mL），置于 4 ℃冰箱内保存备用。

柚皮苷对照品溶液配制：精密吸取柚皮苷对照品储备液适量，置 10 mL 量瓶中，用甲醇-水（50：50，V/V）溶液逐级稀释成系列浓度对照品溶液，浓度依次为 49.90 ng/mL、99.80 ng/mL、499.00 ng/mL、998.00 ng/mL、4990.00 ng/mL、9980.00 ng/mL，置于 4 ℃冰箱内保存备用。

柚皮素对照品储备液配制：取 105 ℃干燥至恒重的柚皮素对照品，精密称定 10.00 mg，置 100 mL 量瓶中，用甲醇溶解、定容，作为对照品储备液（100.00 μg/mL），置于 4 ℃冰箱内保存备用。

柚皮素对照品溶液配制：精密吸取柚皮素对照品储备液适量，置 10 mL 量瓶中，用甲醇-水（50：50，V/V）溶液逐级稀释成系列浓度对照品溶液，浓度依次为 50.00 ng/mL、100.00 ng/mL、500.00 ng/mL、1000.00 ng/mL、5000.00 ng/mL、10000.00 ng/mL，置于 4 ℃冰箱内保存备用。

内标异槲皮苷对照品溶液配制：取五氧化二磷减压干燥至恒重的异槲皮苷对照品，精密称定 9.50 mg，置 50 mL 量瓶中，用甲醇溶解、定容，摇匀，作为对照品储备液（0.19 mg/mL）；用甲醇 – 水（50∶50，V/V）溶液将储备液稀释至 1900.00 ng/mL，作为异槲皮苷对照品溶液，于 4 ℃冰箱内保存备用。

β – 葡萄糖醛酸酶溶液配制：精密称定 β – 葡萄糖醛酸酶粉末 10 mg 溶于 2 mL 0.2 mmol/L 醋酸缓冲液中（pH = 5.0），配制成相当于 10 U/μL 的 β – 葡萄糖醛酸酶溶液，分装，于 – 20 ℃冰箱内保存备用。

2. 检测条件

色谱柱：Agilent RRHT ZORBAX Eclipse Plus C_{18}（2.1 mm × 100 mm，1.8 – Micron）；柱温：40 ℃；流动相：甲醇 – 0.25% 甲酸溶液（V/V）= 52∶48，流速：0.2 mL/min；进样体积：10 μL。

离子源参数：Capillary 4000 V，Drying Gas 9L/min，Neb Pressure 30psi，Gas Temp：350 ℃。ESI 电喷雾源，采用负离子检测，MRM（多反应离子监测）方式，检测离子对分别为柚皮苷：579.2/271.0，Fragmentor：200 V，Collision Energy：35 V；柚皮素：271.0/151.0，Fragmentor：90 V，Collision Energy：20 V；异槲皮苷：463.0/299.8，Fragmentor：130 V，Collision Energy：25 V。

3. 样品处理方法

尿样品线性和 QC 样品制备与处理方法：取空白尿样 100 μL 置于 1.5 mL 的离心管中，分别向离心管中加入指定浓度的柚皮苷和柚皮素对照品溶液，混匀，制成柚皮苷浓度分别为 4.99 ng/mL、9.98（QC L）ng/mL、49.90 ng/mL、99.80（QC M）ng/mL、499.00 ng/mL、998.00（QC H）ng/mL 和柚皮素浓度分别为 5.00 ng/mL、10.00（QC L）ng/mL、50.00 ng/mL、100.00（QC M）ng/mL、500.00 ng/mL、1000.00（QC H）ng/mg 的尿样品，然后加入 β – 葡萄糖醛酸酶 10 μL（10 U/μL），混匀，37 ℃水浴 2 h。取出后，加入内标溶液 10 μL，混匀，加入 2% 甲酸 6 μL 酸化后，加入乙酸乙酯 800 μL，涡旋 3 min，10000 r/min 离心 10 min，转移上清液至新离心管中，残渣超声 30 s 后再加入乙酸乙酯 400 μL，涡旋 3 min，10000 r/min 离心 10 min，合并上清液挥干，加入 100 μL 流动相复溶，超声 30 s 后涡旋 3 min，13000 r/min 离心 10 min 后，取 10 μL 上清液进样测定。

尿样品制备与处理方法：取尿样品 100 μL，加入 β – 葡萄糖醛酸酶 10 μL（10 U/μL），混匀，37 ℃水浴 2 h。取出后，加入 50% 甲醇水溶液（V/V）20 μL 和内标溶液 10 μL，混匀后加入 2% 甲酸 6 μL 酸化后，加入乙酸乙酯 800 μL，涡旋 3 min，10000 r/min 离心 10 min，转移上清液至新离心管中，残渣超声 30 s 后再加入乙酸乙酯 400 μL，涡旋 3 min，10000 r/min 离心 10 min，合并上清液挥干，加入

100 μL 流动相复溶，超声 30 s 后涡旋 3 min，13000 r/min 离心 10 min 后，取 10 μL 上清液进样测定。

尿样品稀释方法：当尿样品测得浓度超出线性范围时，则用空白尿稀释后再进行如上操作，稀释倍数视超出情况而定。

粪样品线性和 QC 样品制备与处理方法：取干燥空白粪样 50 mg，置于 1.5 mL 离心管中，加入 1 mL 生理盐水，超声 15 min，涡旋混匀后取 100 μL 置于新的 1.5 mL 离心管中，分别向离心管中加入指定浓度的柚皮苷和柚皮素对照品溶液，混匀，制成柚皮苷浓度分别为 99.80 ng/mL、199.60（QC L）ng/mL、998.00 ng/mL、1996.00（QC M）ng/mL、9980.00 ng/mL、19960.00（QC H）ng/g 和柚皮素浓度分别为 100.00 ng/mL、200.00（QC L）ng/mL、1000.00 ng/mL、2000.00（QC M）ng/mL、10000.00 ng/mL、20000.00（QC H）ng/mL 的粪样品，分别加入 β - 葡萄糖醛酸酶 10 μL（10 U/μL），混匀，37 ℃ 水浴 2 h。取出后，加入内标溶液 10 μL，混匀，加入 2% 甲酸 6 μL 酸化后，加入乙酸乙酯 800 μL，涡旋 3 min，10000 r/min 离心 10 min，转移上清液至新离心管中，残渣超声 30 s 后再加入乙酸乙酯 400 μL，涡旋 3 min，10000 r/min 离心 10 min，合并上清液挥干，加入 100 μL 流动相复溶，超声 30 s 后涡旋 3 min，13000 r/min 离心 10 min 后，取 10 μL 上清液进样测定。

粪样品制备与处理方法：精密称取干燥粪样 50 mg，置于 1.5 mL 离心管中，加入 1 mL 生理盐水，超声 15 min，涡旋混匀后取 100 μL 置于新的 1.5 mL 离心管中，加入 β - 葡萄糖醛酸酶 10 μL（10 U/μL），混匀，37 ℃ 水浴 2 h。取出后，加入 50% 甲醇水溶液（V/V）20 μL 和内标溶液 10 μL，混匀后加入 2% 甲酸 6 μL 酸化后，加入乙酸乙酯 800 μL，涡旋 3 min，10000 r/min 离心 10 min，转移上清液至新离心管中，残渣超声 30 s 后再加入乙酸乙酯 400 μL，涡旋 3 min，10000 r/min 离心 10 min，合并上清液挥干，加入 100 μL 流动相复溶，超声 30 s 后涡旋 3 min，13000 r/min 离心 10 min 后，取 10 μL 上清液进样测定。

粪样品稀释方法：当粪样品测得浓度超出线性范围时，则用空白粪样品稀释后再进行如上操作，稀释倍数以超出情况而定。

4. 方法学验证

（1）特异性。

取不同来源空白尿、粪样混合，除不加内标溶液外，其余按"尿样品制备方法与处理"和"粪样品制备方法与处理"操作，分别获得空白尿、粪样品色谱图 4 - 1（A）和图 4 - 2（A）。

取空白尿、粪样品，按"尿样品线性和 QC 样品制备与处理"和"粪样品线性和 QC 样品制备与处理"操作，分别获得尿、粪线性样品色谱图 4 - 1（B）和图 4 - 2（B）。

取 SD 大鼠给药后收集的尿、粪样品，按"尿样品制备方法与处理"和"粪样品制备方法与处理"操作，分别获得尿、粪样品色谱图 4 - 1（C）和图 4 - 2（C）。

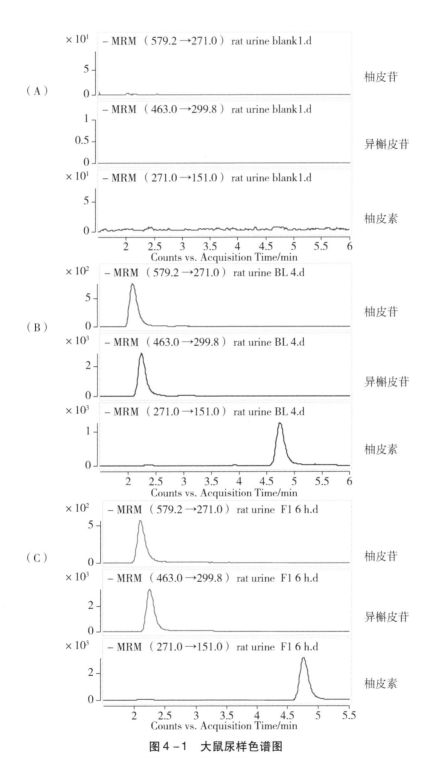

图 4 – 1　大鼠尿样色谱图

（A）混合空白尿样；（B）空白线性样品（柚皮苷、柚皮素浓度分别为 99.80 ng/mL 和 100.00 ng/mL）；

（C）给药大鼠尿样品（F1 4～6 h）。

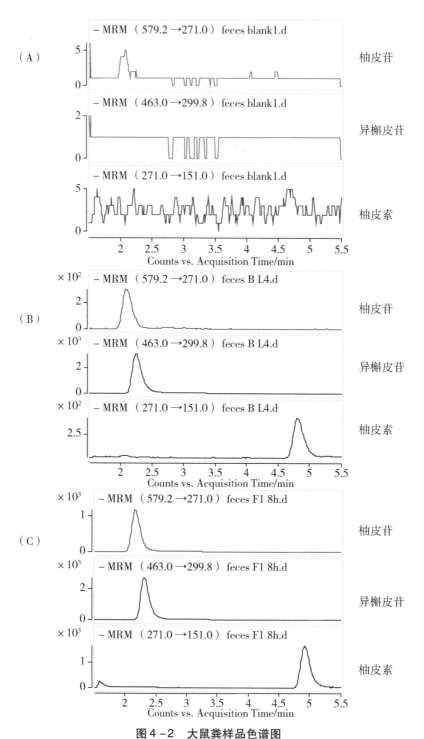

图4-2 大鼠粪样品色谱图

（A）混合空白粪样；（B）空白线性样品（柚皮苷、柚皮素浓度分别为1996.00 ng/mL 和2000.00 ng/mL）；

（C）给药大鼠粪样品（F1 6～8 h）。

（2）线性与线性范围。

按线性样品制备方法操作，测定。采用最小二次加权法，以样品中柚皮苷和柚皮素浓度为横坐标，进行线性回归，获得标准曲线方程。准确度由 Agilent MassHunter Quantitative Analysis 软件经最小二次加权后计算获得。尿、粪中柚皮苷和柚皮素的准确度及标准曲线方程见表 4-1～表 4-2 和图 4-3～图 4-6。

尿样品中柚皮苷标准曲线方程为：$Y = 0.5413X + 0.0047$（$R^2 = 0.9975$），表明柚皮苷在 4.99～998.00 ng/mL 浓度范围内线性关系良好；柚皮素标准曲线方程为：$Y = 0.9912X - 0.0027$（$R^2 = 0.9959$），表明柚皮素在 5.00～1000.00 ng/mL 浓度范围内线性关系良好。

粪样品中柚皮苷标准曲线方程为：$Y = 0.3641X - 0.0013$（$R^2 = 0.9971$），结果表明柚皮苷在 99.80～19960.00 ng/mL 浓度范围内线性关系良好；柚皮素标准曲线方程为：$Y = 0.5546X + 0.0018$（$R^2 = 0.9954$），结果表明柚皮素在 100.00～20000.00 ng/mL 浓度范围内线性关系良好。

表 4-1　大鼠尿样中柚皮苷、柚皮素线性样品的准确度

水平	柚 皮 苷			柚 皮 素		
	理论浓度/($ng \cdot g^{-1}$)	测得浓度/($ng \cdot g^{-1}$)	准确度/%	理论浓度/($ng \cdot g^{-1}$)	测得浓度/($ng \cdot g^{-1}$)	准确度/%
1	4.99	4.89	98.00	5.00	4.88	97.60
2	9.98	10.27	102.90	10.00	10.30	103.00
3	49.90	53.36	106.90	50.00	54.82	109.60
4	99.80	96.40	96.60	100.00	99.73	99.70
5	499.00	499.71	100.10	500.00	475.22	95.00
6	998.00	951.67	95.40	1000.00	949.58	95.00

表 4-2　大鼠粪样中柚皮苷、柚皮素线性样品的准确度

水平	柚 皮 苷			柚 皮 素		
	理论浓度/($ng \cdot mL^{-1}$)	测得浓度/($ng \cdot mL^{-1}$)	准确度/%	理论浓度/($ng \cdot mL^{-1}$)	测得浓度/($ng \cdot mL^{-1}$)	准确度/%
1	99.80	97.85	98.00	100.00	105.44	105.40
2	199.60	209.03	104.70	200.00	178.91	89.50
3	998.00	993.68	99.60	1000.00	967.79	96.80
4	1996.00	1836.08	92.00	2000.00	2045.41	102.30
5	9980.00	10096.53	101.20	10000.00	10304.12	103.00
6	19960.00	20859.11	104.50	20000.00	20603.94	103.00

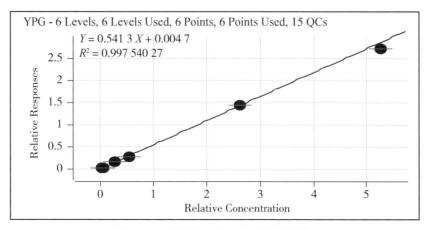

图 4 - 3　尿样品中柚皮苷的标准曲线

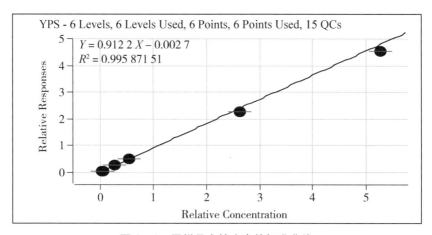

图 4 - 4　尿样品中柚皮素的标准曲线

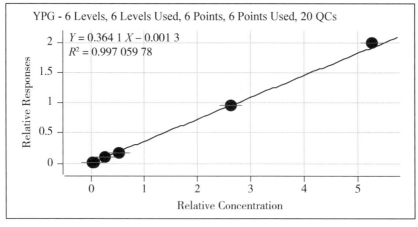

图 4 - 5　粪样品中柚皮苷的标准曲线

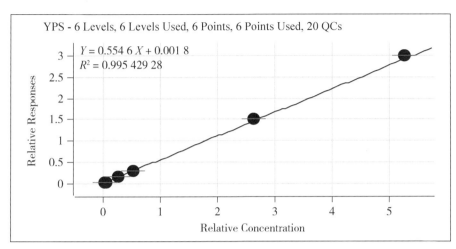

图 4-6　粪样品中柚皮素的标准曲线

（3）基质效应、提取回收率考察。

对照品溶液样品（Sol）：分别向离心管中加入指定浓度的柚皮苷、柚皮素和内标溶液各 10 μL，然后加入流动相 70 μL，混匀即得。

空白尿样品和空白粪样品提取后加对照品溶液的样品（SAE）：取空白尿样和空白粪样，除不加入内标溶液外，其余按"尿样品制备与处理"和"粪样品制备与处理"方法进行操作，挥干后，分别加入指定浓度的柚皮苷、柚皮素和内标对照品溶液各 10 μL，加入 70 μL 流动相复溶，超声 30 s 后涡旋 3 min，13000 r/min 离心 10 min 后，取 10 μL 上清液进样测定。

空白加对照品溶液后提取的样品（Blank）：见"尿样品线性和 QC 样品制备与处理"和"粪样品线性和 QC 样品制备与处理"。

上述 3 种样品，高、中、低 3 个浓度各平行制备 5 份，进行测定。用相同浓度下不同类型样品测得的峰面积（A）进行计算，基质效应 $ME(\%) = A_{\text{SAE}}/A_{\text{Sol}} \times 100\%$，提取回收率 $RE(\%) = A_{\text{Blank}}/A_{\text{SAE}} \times 100\%$。

结果表明（表 4-3 ～ 表 4-4）：该方法下尿样低、中、高 3 个浓度的柚皮苷的基质效应在 64.60% ～ 77.04%，柚皮素的基质效应在 80.79% ～ 91.63%，内标基质效应为 80.31%；柚皮苷的提取回收率在 85.63% ～ 91.68%，柚皮素的提取回收率在 95.20% ～ 102.40%，异槲皮苷提取回收率为 81.70%，各物质提取率稳定，符合样品测定要求；该方法下粪样品低、中、高 3 个浓度的柚皮苷基质效应在 61.98% ～ 67.29%，柚皮素基质效应在 75.47% ～ 79.08%，内标基质效应为 94.36%；柚皮苷提取回收率在 71.46% ～ 75.67%，柚皮素提取回收率在 92.03% ～ 102.61%，异槲皮苷提取回收率为 86.65%，各物质提取率稳定，符合样品测定要求。

表4-3 尿样品中柚皮苷和柚皮素基质效应及提取回收率

样品	浓度/(ng·mL⁻¹)	峰面积					平均值	RSD/%	ME/% 或 RE/%
		1	2	3	4	5			ME/%
Sol									
柚皮苷	9.98	1317.70	1335.64	1275.70	1332.45	1150.65	1282.43	6.04	77.04
	99.80	12640.13	12188.85	12923.53	12879.12	12719.75	12670.28	2.31	65.36
	998.00	138321.39	137101.89	128078.88	137794.31	139672.00	136193.69	3.40	64.60
柚皮素	10.00	1576.71	1348.35	1489.76	1389.04	1457.38	1452.25	6.13	91.63
	100.00	13974.58	14859.55	13940.96	13787.91	15017.40	14316.08	4.02	90.37
	1000.00	156637.85	157315.66	155036.12	157643.79	156373.97	156601.48	0.65	80.79
IS		41994.36	39888.88	42013.21	41212.47	40030.90	41027.96	2.51	80.31
SAE									
柚皮苷	9.98	942.32	954.68	977.84	1004.42	1056.62	987.98	4.51	
	99.80	8162.58	8369.68	8118.37	8368.15	8385.80	8280.92	1.56	
	998.00	86398.42	88300.36	88638.36	88059.94	88531.54	87985.72	1.04	
柚皮素	10.00	1352.35	1364.83	1354.56	1274.90	1303.08	1330.74	2.97	
	100.00	12755.93	13921.22	12448.38	12719.99	12838.87	12936.88	4.40	
	1000.00	126298.62	130540.09	129463.70	125844.88	120438.93	126517.24	3.12	
IS		33913.45	33816.48	32443.85	33440.58	31127.39	32948.35	3.56	RE/%
Blank									
柚皮苷	9.98	979.16	866.66	920.89	835.26	926.90	905.77	6.19	91.68
	99.80	7826.94	7363.72	7237.92	7115.93	7613.07	7431.52	3.87	89.74
	998.00	78124.41	76666.59	75085.72	72829.64	74007.72	75342.82	2.79	85.63
柚皮素	10.00	1332.63	1240.60	1246.71	1316.70	1257.26	1278.78	3.34	96.10
	100.00	14588.41	13334.55	12857.98	12141.65	13312.43	13247.00	6.74	102.40
	1000.00	124399.82	120393.54	120063.79	121427.25	115918.37	120440.55	2.53	95.20
IS		26872.71	27968.42	27530.19	26035.47	26183.88	26918.13	3.11	81.70

表 4-4　粪样品中柚皮苷和柚皮素基质效应及提取回收率

样品	浓度/(ng·mL⁻¹)	峰面积 1	2	3	4	5	平均值	RSD/%	ME/%
Sol									
柚皮苷	199.60	1337.07	1294.92	1411.82	1315.98	1462.93	1364.54	5.17	67.29
	1996.00	13951.24	13937.99	13797.50	13676.13	13612.18	13795.01	1.10	62.30
	19960.00	151951.48	150454.94	151213.10	150902.79	151848.22	151274.11	0.42	61.98
柚皮素	200.00	1307.49	1289.40	1297.23	1303.24	1379.95	1315.46	2.79	79.08
	2000.00	13293.68	13118.29	13384.27	13078.03	12895.25	13153.90	1.46	75.47
	20000.00	133703.90	128781.03	132319.47	129591.21	128761.68	130631.46	1.72	78.70
IS		41508.45	44389.14	42299.33	41875.21	41065.13	42227.45	3.06	94.36
SAE									*RE*/%
柚皮苷	199.60	961.28	870.03	843.20	915.30	1000.98	918.16	7.03	74.89
	1996.00	8490.21	8230.83	8440.81	9227.56	8583.84	8594.65	4.38	75.67
	19960.00	91402.92	95531.55	96243.35	94412.83	91221.92	93762.51	2.49	71.46
柚皮素	200.00	1043.77	969.76	1032.42	1101.32	1054.22	1040.30	4.55	102.61
	2000.00	9693.35	9788.54	10180.01	9975.49	9998.91	9927.26	1.92	101.57
	20000.00	102570.17	103489.56	103377.72	103146.14	101433.94	102803.51	0.82	92.03
IS		40231.53	40564.27	39762.33	39017.66	39663.11	39847.78	1.48	86.65
Blank									
柚皮苷	199.60	733.19	735.63	672.47	687.72	609.25	687.65	7.54	
	1996.00	7389.00	6264.21	5756.47	5965.70	7142.71	6503.62	11.13	
	19960.00	69197.21	67568.30	67372.32	69647.95	61232.33	67004.42	5.04	
柚皮素	200.00	1078.16	1097.50	1023.39	1078.51	1059.64	1067.44	2.63	
	2000.00	11144.82	10467.92	8671.87	9076.66	11052.40	10082.73	11.33	
	20000.00	94952.08	94395.98	96328.58	94147.68	93248.25	94614.51	1.20	
IS		36497.39	33393.80	38045.10	35101.95	29610.44	34529.74	9.39	

（4）精密度、准确度试验。

制备 QC 样品，每个浓度平行制备 5 份，计算日内精密度、准确度；连续测定 3 天，计算日间精密度。结果（表 4-5～表 4-12）表明：尿、粪样品中柚皮苷和柚皮素的日内精密度 RSD 均小于 10%，符合生物样品测定要求；其日间精密度 RSD 均小于 10%，符合生物样品测定要求。

表 4-5　尿样品中柚皮苷日内精密度和准确度

测定结果	浓度/（ng·mL^{-1}）	1	2	3	4	5	平均值	RSD/%
精密度	9.98	11.16	10.05	10.35	10.11	10.72	10.48	4.42
	99.80	96.60	97.08	95.34	93.65	99.37	96.41	2.20
	998.00	994.47	1030.53	1014.28	1013.56	976.72	1005.91	2.06
准确度	9.98	111.80	100.70	103.70	101.30	107.40	104.98	4.41
	99.80	96.80	97.30	95.50	93.80	99.60	96.60	2.23
	998.00	99.60	103.30	101.60	101.60	97.90	100.80	2.07

表 4-6　尿样品中柚皮苷日间精密度

测定浓度/（ng·mL^{-1}）	天数	1	2	3	4	5	平均值	RSD/%
9.98	day 1	11.16	10.05	10.35	10.11	10.72	10.48	5.88
	day 2	8.80	10.11	10.07	9.33	10.45	9.75	
	day 3	10.31	10.66	10.45	9.59	9.61	10.12	
99.80	day 1	96.60	97.08	95.34	93.65	99.37	96.41	3.07
	day 2	96.15	95.35	97.71	95.86	93.74	95.76	
	day 3	94.07	89.14	89.40	93.59	91.35	91.51	
998.00	day 1	994.47	1030.53	1014.28	1013.56	976.72	1005.91	6.27
	day 2	1001.56	962.35	999.72	983.49	980.66	985.56	
	day 3	1147.15	1129.34	1073.17	1104.73	1145.43	1119.96	

表4-7　尿样品中柚皮素日内精密度和准确度

测定结果	浓度/ (ng·mL^{-1})	1	2	3	4	5	平均值	RSD/ %
精密度	10.00	10.89	10.49	10.19	11.55	10.51	10.73	4.88
	100.00	109.20	106.63	102.78	97.04	105.36	104.20	4.44
	1000.00	941.72	962.33	964.47	1004.90	909.84	956.65	3.63
准确度	10.00	108.90	104.90	101.90	115.50	105.10	107.26	4.88
	100.00	109.20	106.60	102.80	97.00	105.40	104.20	4.45
	1000.00	94.20	96.20	96.40	100.50	91.00	95.66	3.63

表4-8　尿样品中柚皮素日间精密度

测定浓度/ (ng·mL^{-1})	天数	1	2	3	4	5	平均值	RSD/ %
10.00	day 1	10.89	10.49	10.19	11.55	10.51	10.73	5.60
	day 2	9.17	10.51	11.40	10.84	10.52	10.49	
	day 3	9.99	10.45	10.94	9.97	10.89	10.45	
100.00	day 1	109.20	106.63	102.78	97.04	105.36	104.20	4.59
	day 2	113.97	111.07	112.20	108.43	107.19	110.57	
	day 3	114.41	111.85	114.79	113.46	113.68	113.64	
1000.00	day 1	941.72	962.33	964.47	1004.90	909.84	956.65	7.67
	day 2	978.32	960.43	990.69	994.57	1002.49	985.30	
	day 3	1147.15	1129.34	1073.17	1104.73	1145.43	1119.96	

表4-9　粪样品中柚皮苷日内精密度和准确度

测定结果	浓度/ (ng·mL^{-1})	1	2	3	4	5	平均值	RSD/ %
精密度	199.60	225.60	239.21	211.19	210.11	203.86	217.99	6.55
	1996.00	2040.39	1875.92	2042.37	1928.56	2081.23	1993.69	4.37
	19960.00	20647.74	20887.52	21558.61	21137.27	19794.87	20805.20	3.16
准确度	199.60	113.00	119.80	105.80	105.30	102.10	109.20	6.54
	1996.00	102.20	94.00	102.30	96.60	104.30	99.88	4.37
	19960.00	103.40	104.60	108.00	105.90	99.20	104.22	3.15

表4－10　粪样品中柚皮苷日间精密度

浓度/ (ng·mL⁻¹)	天数	1	2	3	4	5	平均值	RSD/ %
199.60	day 1	225.60	239.21	211.19	210.11	203.86	217.99	6.72
	day 2	208.48	197.04	201.81	206.11	222.24	207.14	
	day 3	195.19	202.56	190.81	184.86	212.37	197.16	
1996.00	day 1	2040.39	1875.92	2042.37	1928.56	2081.23	1993.69	6.42
	day 2	1900.05	2085.60	2211.90	2124.15	1980.55	2060.45	
	day 3	1921.37	1825.89	1830.37	1772.83	1880.85	1846.26	
19960.00	day 1	20647.74	20887.52	21558.61	21137.27	19794.87	20805.20	6.04
	day 2	21926.02	22908.78	22794.80	21638.33	21603.09	22174.20	
	day 3	20409.47	19492.85	19234.05	19025.24	19401.05	19512.53	

表4－11　粪样品中柚皮素日内精密度和准确度

测定 结果	浓度/ (ng·mL⁻¹)	1	2	3	4	5	平均值	RSD/ %
精密度	200.00	192.43	208.75	185.19	190.10	205.05	192.30	5.15
	2000.00	1994.90	2031.06	1994.40	1900.72	2088.38	2001.89	3.41
	20000.00	18577.89	19134.49	20212.12	18735.58	19762.31	19285.28	3.59
准确度	200.00	96.20	104.40	92.60	95.10	102.50	98.16	5.14
	2000.00	99.70	101.60	99.70	95.00	104.40	100.08	3.43
	20000.00	92.90	95.70	101.10	93.70	98.80	96.44	3.59

表4－12　粪样品中柚皮素日间精密度

浓度/ (ng·mL⁻¹)	天数	1	2	3	4	5	平均值	RSD/ %
200.00	day 1	192.43	208.75	185.19	190.10	205.05	192.30	7.05
	day 2	180.77	191.39	197.42	196.94	192.34	191.77	
	day 3	212.70	207.61	160.95	213.83	201.64	199.35	
2000.00	day 1	1994.90	2031.06	1994.40	1900.72	2088.38	2001.89	4.36
	day 2	1916.41	2009.40	2028.77	2118.18	2084.80	2031.51	
	day 3	2197.39	2202.90	1974.91	1992.37	2098.15	2093.94	
20000.00	day 1	18577.89	19134.49	20212.12	18735.58	19762.31	19285.28	6.56
	day 2	19894.19	22168.41	20530.06	20651.99	20309.96	20710.92	
	day 3	21116.43	18035.99	19732.00	17725.54	17761.86	18874.36	

（5）稳定性试验。

含药尿、粪样品冻融稳定性：取空白尿、粪样品，分别向离心管中加入指定浓度（对应 QC 样品中的高、中、低浓度）的柚皮苷和柚皮素对照品溶液，混匀，将该含药尿样于 – 20 ℃冻融 3 次（每次间隔 24 h）。每次冻融后，每个浓度取出 3 份，测定，结果（表 4 – 13 ～表 4 – 16）表明：含药尿、粪样品于 – 20 ℃下冻融 3 次后，稳定性良好。

含药尿、粪样品室温放置稳定性：取空白尿、粪样品，分别加入指定浓度（对应 QC 样品中的高、中、低浓度）的柚皮苷、柚皮素对照品溶液，混匀，分别于室温放置到指定时间（0 h、4 h、8 h）后测定，每个浓度平行制备 3 份。结果（表 4 – 17 ～表 4 – 20）表明：测得不同浓度柚皮苷和柚皮素的 RSD 值均小于 10%，尿样室温放置 8 h 内稳定。

含药尿、粪样品复溶后室温放置稳定性：尿、粪 QC 样品复溶后室温放置，分别于指定时间点（0 h、4 h、8 h）进行测定，考察复溶后待测样品的室温放置稳定性，每个浓度平行制备 3 份，结果（表 4 – 21 ～表 4 – 24）表明：样品复溶后，在室温放置 8 h 内稳定。

含药尿、粪样品挥干后放置稳定性：尿、粪 QC 样品分别于挥干后 0 h、12 h、24 h 复溶、测定，考察样品挥干后室温放置稳定性。结果（表 4 – 25 ～表 4 – 28）表明：含药样品挥干后在室温 24 h 内稳定。

含药尿、粪样品超低温冰箱（ – 70 ℃）长期放置稳定性：取空白尿、粪样，分别加入指定浓度（对应 QC 样品中的高、中、低浓度）的柚皮苷、柚皮素对照品溶液，混匀后置于 – 70 ℃冻存，在给定时间点取出，测定。结果（表 4 – 29 ～表 4 – 30）表明：含药尿、粪样在 – 70 ℃长期放置 9 个月内稳定。

表 4 – 13　含柚皮苷尿样品冻融稳定性考察

冻融次数	L/ (ng · mL⁻¹)	平均值/ (ng · mL⁻¹)	RSD/ %	M/ (ng · mL⁻¹)	平均值/ (ng · mL⁻¹)	RSD/ %	H/ (ng · mL⁻¹)	平均值/ (ng · mL⁻¹)	RSD/ %
1 次	11. 16	10. 52	8. 59	96. 60	92. 34	3. 64	994. 47	1013. 09	3. 46
	10. 05			97. 08			1030. 53		
	10. 35			95. 34			1014. 28		
2 次	10. 66	9. 88		96. 27	99. 03		991. 79	1015. 40	
	9. 44			98. 77			1026. 98		
	9. 54			102. 05			1027. 44		
3 次	8. 60	10. 22		89. 70	92. 34		955. 35	1020. 81	
	10. 92			94. 23			1022. 94		
	11. 14			93. 09			1084. 14		

表 4 - 14　含柚皮素尿样品冻融稳定性考察

冻融次数	L/ (ng·mL⁻¹)	平均值/ (ng·mL⁻¹)	RSD/ %	M/ (ng·mL⁻¹)	平均值/ (ng·mL⁻¹)	RSD/ %	H/ (ng·mL⁻¹)	平均值/ (ng·mL⁻¹)	RSD/ %
1 次	10.89	10.52	8.40	109.20	106.20	2.81	941.72	956.17	3.98
	10.49			106.63			962.33		
	10.19			102.78			964.47		
2 次	10.55	10.46		108.53	109.57		943.91	950.82	
	9.98			108.20			953.36		
	10.86			111.99			955.19		
3 次	8.24	9.99		103.95	105.63		890.97	949.40	
	10.51			104.06			1032.87		
	11.23			108.87			924.36		

表 4 - 15　含柚皮苷粪样品冻融稳定性考察

冻融次数	L/ (ng·mL⁻¹)	平均值/ (ng·mL⁻¹)	RSD/ %	M/ (ng·mL⁻¹)	平均值/ (ng·mL⁻¹)	RSD/ %	H/ (ng·mL⁻¹)	平均值/ (ng·mL⁻¹)	RSD/ %
1 次	225.60	225.33	7.53	2040.39	1986.23	3.94	20647.74	21031.29	3.59
	239.21			1875.92			20887.52		
	211.19			2042.37			21558.61		
2 次	201.00	216.00		2053.45	2014.90		22196.21	21845.40	
	217.14			1986.80			21742.07		
	229.87			2004.46			21597.91		
3 次	190.31	199.39		1895.76	1893.21		20795.73	20331.13	
	196.88			1852.91			19800.10		
	210.97			1930.96			20397.57		

表 4 - 16　含柚皮素粪样品冻融稳定性考察

冻融次数	L/ (ng·mL⁻¹)	平均值/ (ng·mL⁻¹)	RSD/ %	M/ (ng·mL⁻¹)	平均值/ (ng·mL⁻¹)	RSD/ %	H/ (ng·mL⁻¹)	平均值/ (ng·mL⁻¹)	RSD/ %
1 次	192.43	195.46	6.28	1994.90	2006.79	4.14	18577.89	19308.17	7.99
	208.75			2031.06			19134.49		
	185.19			1994.40			20212.12		
2 次	203.35	208.54		2205.32	2151.53		21668.53	21986.78	
	212.20			2066.16			21246.86		
	210.07			2183.12			23044.96		
3 次	213.99	199.08		2123.60	2141.73		22856.03	20789.30	
	178.70			2084.54			20628.53		
	204.55			2217.04			18883.34		

表 4 – 17 含柚皮苷尿样品室温放置稳定性考察

放置时间	L/ (ng·mL⁻¹)	平均值/ (ng·mL⁻¹)	RSD/ %	M/ (ng·mL⁻¹)	平均值/ (ng·mL⁻¹)	RSD/ %	H/ (ng·mL⁻¹)	平均值/ (ng·mL⁻¹)	RSD/ %
0 h	8.80	9.66	7.68	96.15	96.40	2.60	1001.56	987.88	3.64
	10.11			95.35			962.35		
	10.07			97.71			999.72		
4 h	10.75	10.05		96.89	95.47		1046.04	1014.82	
	8.78			96.62			1026.54		
	10.63			92.91			971.87		
8 h	10.02	10.45		98.23	99.66		1016.60	1038.93	
	10.62			98.61			1016.22		
	10.71			102.14			1083.96		

表 4 – 18 含柚皮素尿样品室温放置稳定性考察

放置时间	L/ (ng·mL⁻¹)	平均值/ (ng·mL⁻¹)	RSD/ %	M/ (ng·mL⁻¹)	平均值/ (ng·mL⁻¹)	RSD/ %	H/ (ng·mL⁻¹)	平均值/ (ng·mL⁻¹)	RSD/ %
0 h	9.17	10.36	7.34	113.97	112.41	2.51	978.32	976.48	1.96
	10.51			111.07			960.43		
	11.40			112.20			990.69		
4 h	9.95	10.37		111.93	109.25		1000.51	982.32	
	10.93			110.94			990.29		
	10.22			104.87			968.16		
8 h	10.66	10.46		109.63	111.61		997.79	998.93	
	9.48			110.80			974.73		
	11.24			114.41			1024.27		

表 4 – 19 含柚皮苷粪样品室温放置稳定性考察

放置时间	L/ (ng·mL⁻¹)	平均值/ (ng·mL⁻¹)	RSD/ %	M/ (ng·mL⁻¹)	平均值/ (ng·mL⁻¹)	RSD/ %	H/ (ng·mL⁻¹)	平均值/ (ng·mL⁻¹)	RSD/ %
0 h	208.48	202.44	4.89	1900.05	2065.85	5.90	21926.02	22543.20	5.32
	197.04			2085.60			22908.78		
	201.81			2211.90			22794.80		
4 h	216.76	209.39		2104.78	1987.54		21962.67	21475.18	
	196.76			1799.62			21420.18		
	214.64			2058.22			21042.68		
8 h	211.76	214.23		2002.55	2021.52		19015.65	20980.73	
	227.86			2008.75			22007.29		
	203.06			2053.27			21919.24		

表 4 -20　含柚皮素粪样品室温放置稳定性考察

放置时间	L/ (ng·mL⁻¹)	平均值/ (ng·mL⁻¹)	RSD/ %	M/ (ng·mL⁻¹)	平均值/ (ng·mL⁻¹)	RSD/ %	H/ (ng·mL⁻¹)	平均值/ (ng·mL⁻¹)	RSD/ %
0 h	180.77	189.86	6.49	1916.41	1984.86	3.50	19894.19	20864.22	3.62
	191.39			2009.40			22168.41		
	197.42			2028.77			20530.06		
4 h	216.10	207.50		2119.95	2113.45		20487.76	20469.53	
	210.33			2168.83			20803.96		
	196.08			2051.58			20116.88		
8 h	209.71	214.06		2086.71	2085.19		21425.92	21483.07	
	222.49			2081.34			21391.61		
	209.98			2087.51			21631.69		

表 4 -21　含柚皮苷尿样品复溶放置稳定性考察

放置时间	L/ (ng·mL⁻¹)	平均值/ (ng·mL⁻¹)	RSD/ %	M/ (ng·mL⁻¹)	平均值/ (ng·mL⁻¹)	RSD/ %	H/ (ng·mL⁻¹)	平均值/ (ng·mL⁻¹)	RSD/ %
0 h	10.31	10.47	5.69	94.07	90.87	3.10	1147.15	1116.55	5.86
	10.66			89.14			1129.34		
	10.45			89.40			1073.17		
4 h	11.20	10.42		92.30	92.82		1000.99	1007.74	
	9.49			95.61			976.06		
	10.58			90.54			1046.18		
8 h	11.71	11.04		93.30	95.41		998.50	1005.33	
	10.67			96.19			1016.07		
	10.73			96.74			1001.42		

表 4 -22　含柚皮素尿样品复溶放置稳定性考察

放置时间	L/ (ng·mL⁻¹)	平均值/ (ng·mL⁻¹)	RSD/ %	M/ (ng·mL⁻¹)	平均值/ (ng·mL⁻¹)	RSD/ %	H/ (ng·mL⁻¹)	平均值/ (ng·mL⁻¹)	RSD/ %
0 h	9.99	10.46	7.41	114.41	113.68	4.18	1147.15	1116.55	8.07
	10.45			111.85			1129.34		
	10.94			114.79			1073.17		
4 h	11.94	10.48		102.77	105.01		1095.90	1032.08	
	9.71			110.09			953.98		
	9.79			102.16			1042.35		
8 h	10.12	10.28		107.51	108.56		933.42	952.64	
	11.07			110.82			989.68		
	9.66			107.34			934.81		

表 4-23　含柚皮苷粪样品复溶放置稳定性考察

放置时间	L/(ng·mL⁻¹)	平均值/(ng·mL⁻¹)	RSD/%	M/(ng·mL⁻¹)	平均值/(ng·mL⁻¹)	RSD/%	H/(ng·mL⁻¹)	平均值/(ng·mL⁻¹)	RSD/%
0 h	208.48	202.44	6.12	1900.05	2065.85	5.32	21926.02	22543.20	4.29
	197.04			2085.60			22908.78		
	201.81			2211.90			22794.80		
4 h	191.02	212.95		2004.63	1971.51		20998.06	20869.74	
	218.08			1878.44			20031.59		
	229.76			2031.45			21579.58		
8 h	226.01	217.17		2023.32	1972.69		20720.39	21288.14	
	210.08			1889.12			21692.28		
	215.42			2005.63			21451.76		

表 4-24　含柚皮素粪样品复溶放置稳定性考察

放置时间	L/(ng·mL⁻¹)	平均值/(ng·mL⁻¹)	RSD/%	M/(ng·mL⁻¹)	平均值/(ng·mL⁻¹)	RSD/%	H/(ng·mL⁻¹)	平均值/(ng·mL⁻¹)	RSD/%
0 h	180.77	189.86	8.14	1916.41	1984.86	3.52	19894.19	20864.22	3.56
	191.39			2009.40			22168.41		
	197.42			2028.77			20530.06		
4 h	216.74	213.51		2105.16	2104.53		21472.74	21531.83	
	219.23			2086.87			20967.54		
	204.55			2121.55			22155.20		
8 h	236.04	219.19		2131.60	2119.37		20660.99	21166.27	
	219.13			2084.10			21559.43		
	202.41			2142.40			21278.40		

表 4-25　含柚皮苷尿样品挥干放置稳定性考察

放置时间	L/(ng·mL⁻¹)	平均值/(ng·mL⁻¹)	RSD/%	M/(ng·mL⁻¹)	平均值/(ng·mL⁻¹)	RSD/%	H/(ng·mL⁻¹)	平均值/(ng·mL⁻¹)	RSD/%
0 h	8.80	9.66	6.66	96.15	96.40	1.45	1001.56	987.88	4.30
	10.11			95.35			962.35		
	10.07			97.71			999.72		
12 h	10.76	10.17		96.16	97.73		1031.64	1057.66	
	9.16			100.05			1056.21		
	10.59			96.97			1085.13		
24 h	10.45	10.23		96.60	96.17		954.82	1008.36	
	9.78			95.92			1056.61		
	10.47			96.00			1013.64		

表 4 - 26 含柚皮素尿样品挥干放置稳定性考察

放置时间	L/ (ng·mL⁻¹)	平均值/ (ng·mL⁻¹)	RSD/ %	M/ (ng·mL⁻¹)	平均值/ (ng·mL⁻¹)	RSD/ %	H/ (ng·mL⁻¹)	平均值/ (ng·mL⁻¹)	RSD/ %
0 h	9.17	10.36	7.77	113.97	112.41	3.52	978.32	976.48	3.92
	10.51			111.07			960.43		
	11.40			112.20			990.69		
12 h	10.99	10.92		104.44	108.12		978.60	987.43	
	10.98			109.98			986.62		
	10.79			109.95			997.06		
24 h	9.07	10.02		106.17	107.23		881.04	954.48	
	10.25			112.56			1016.10		
	10.75			102.97			966.29		

表 4 - 27 含柚皮苷粪样品挥干放置稳定性考察

放置时间	L/ (ng·mL⁻¹)	平均值/ (ng·mL⁻¹)	RSD/ %	M/ (ng·mL⁻¹)	平均值/ (ng·mL⁻¹)	RSD/ %	H/ (ng·mL⁻¹)	平均值/ (ng·mL⁻¹)	RSD/ %
0 h	208.48	202.44	8.05	1900.05	2065.85	5.36	21926.02	22543.20	4.66
	197.04			2085.60			22908.78		
	201.81			2211.90			22794.80		
12 h	208.66	225.43		2108.57	2054.04		22051.16	21593.54	
	239.39			2023.75			20477.45		
	228.23			2029.80			22252.00		
24 h	182.32	200.75		1950.19	1926.96		20893.27	20653.84	
	203.86			1952.32			20851.41		
	216.06			1874.36			20216.85		

表 4 - 28 含柚皮素粪样品挥干放置稳定性考察

放置时间	L/ (ng·mL⁻¹)	平均值/ (ng·mL⁻¹)	RSD/ %	M/ (ng·mL⁻¹)	平均值/ (ng·mL⁻¹)	RSD/ %	H/ (ng·mL⁻¹)	平均值/ (ng·mL⁻¹)	RSD/ %
0 h	180.77	189.86	6.26	1916.41	1984.86	5.29	19894.19	20864.22	6.55
	191.39			2009.40			22168.41		
	197.42			2028.77			20530.06		
12 h	202.98	207.35		2217.03	2152.03		21589.79	22139.78	
	208.33			2118.49			21401.13		
	210.74			2120.57			23428.42		
24 h	213.34	216.01		2229.37	2217.50		22295.36	21093.45	
	211.90			2198.95			22145.81		
	222.80			2224.18			18839.18		

表 4 –29　含柚皮苷、柚皮素尿样品超低温冰箱（–70 ℃）长期放置稳定性

柚皮苷				柚皮素			
加入浓度/ (ng·mL^{-1})	测定浓度/ (ng·mL^{-1})	平均值/ (ng·mL^{-1})	准确度/ %	加入浓度/ (ng·mL^{-1})	测定浓度/ (ng·mL^{-1})	平均值/ (ng·mL^{-1})	准确度/ %
9.78	10.64	10.48	107.12	10.18	10.66	10.82	106.29
	9.97				10.37		
	10.82				11.43		
97.76	89.68	95.03	97.20	101.80	114.94	104.51	102.66
	87.42				101.24		
	107.98				97.34		
488.80	523.87	522.07	106.81	509.00	476.10	485.02	95.29
	523.20				487.88		
	519.13				491.08		

表 4 –30　含柚皮苷、柚皮素粪样品超低温冰箱（–70 ℃）长期放置稳定性

柚皮苷				柚皮素			
加入浓度/ (ng·mL^{-1})	测定浓度/ (ng·mL^{-1})	平均值/ (ng·mL^{-1})	准确度/ %	加入浓度/ (ng·mL^{-1})	测定浓度/ (ng·mL^{-1})	平均值/ (ng·mL^{-1})	准确度/ %
195.60	172.65	178.86	91.44	203.60	195.59	202.26	99.34
	186.87				212.71		
	177.05				198.49		
1955.20	1918.61	1870.07	95.65	2036.00	2047.58	2102.68	103.28
	1876.04				2163.83		
	1815.57				2096.64		
9776.00	10586.89	10611.95	108.55	10180.00	10403.54	10351.01	101.68
	10559.91				9794.72		
	10689.04				10854.77		

（三）数据处理

尿、粪样品以柚皮苷、柚皮素及对羟基苯丙酸为日标化合物进行测定，二者的浓度测定数据由 Agilent MassHunter Quantitative Analysis 软件计算获得；雌、雄差异比较采用 SPSS16.0 软件 Paired – Samples t – test 进行统计；一般数据整理采用 Excel（2003 ～ 2007 版）。

【实验结果】

（一）大鼠尿中柚皮苷和柚皮素排泄

测定各受试动物尿样品中柚皮苷、柚皮素浓度，柚皮苷、柚皮素和总柚皮苷的排泄量见表 4 – 31 ～ 表 4 – 33，累积量和排泄速率见图 4 – 7 ～ 图 4 – 9。

72 h 内，大鼠尿中柚皮苷的累计排泄量为 0.86 μg，占给药剂量的 0.01%，排泄速率于 4 h 达到最大，给药后 36 h 尿排泄量逐渐达到平台；柚皮素的累计排泄量为 35.34 μg，占给药剂量的 0.90%，排泄速率于 4 h 达到最大，给药后 36 h 尿排泄量逐渐达到平台。总柚皮苷累积排泄为 76.21 μg，占给药量的 0.91%。

（二）大鼠粪中柚皮苷和柚皮素排泄

测定各受试动物粪样品中柚皮苷、柚皮素和总柚皮苷排泄总量，结果见表 4 – 34 ～ 表 4 – 36，累积量和排泄速率见图 4 – 10 ～ 图 4 – 12。

72 h 内，大鼠粪中柚皮苷的累计排泄量为 156.31 μg，占给药剂量的 1.86%，排泄速率于 6 h 达到最大，给药后 24 h 粪排泄量逐渐达到平台；柚皮素的累计排泄量为 112.31 μg，占给药剂量的 2.85%，排泄速率于 6 h 达到最大，给药后 24 h 粪排泄量逐渐达到平台。总柚皮苷的累积排泄量为 395.78 μg，占给药量的 4.71%。

表 4 - 31 各时间段尿样品柚皮苷的总量

单位：ng

样品	时间/h										累积量
	0~2	2~4	4~6	6~8	8~12	12~24	24~36	36~48	48~60	60~72	
M1	0.00	69.66	0.00	571.08	1392.44	159.14	88.05	20.64	95.94	0.00	2396.95
M2	0.00	14.03	0.00	24.25	1269.96	118.77	92.41	16.50	0.00	0.00	1535.93
M3	0.00	4.09	0.00	0.00	0.00	0.00	0.00	0.00	0.00	0.00	4.09
M4	16.92	0.00	0.00	75.20	15.21	0.00	0.00	0.00	0.00	0.00	107.33
M5	0.00	16.52	0.00	11.57	25.83	0.00	0.00	0.00	0.00	0.00	53.92
M6	0.00	28.88	5.19	20.64	0.00	0.00	0.00	0.00	0.00	0.00	54.70
F1	17.49	0.00	82.38	61.82	10.05	87.64	21.11	0.00	23.88	0.00	304.38
F2	9.88	11.25	0.00	330.48	0.00	0.00	0.00	0.00	0.00	0.00	351.61
F3	36.05	451.80	425.00	208.84	37.34	476.88	9.48	0.00	40.33	0.00	1685.72
F4	12.69	797.94	119.97	160.85	85.63	1129.37	270.30	110.21	30.56	0.00	2717.52
F5	336.96	45.31	36.22	0.00	49.24	192.39	46.59	123.36	99.04	0.00	929.11
F6	53.82	91.12	57.41	0.00	0.00	0.00	0.00	0.00	0.00	0.00	202.34
Mean	40.32	127.55	60.52	122.06	240.48	180.35	43.99	22.56	24.15	0.00	861.97

表4-32 各时间段尿样品柚皮素的总量

单位：ng

样品	时间/h										累积量
	0~2	2~4	4~6	6~8	8~12	12~24	24~36	36~48	48~60	60~72	
M1	0.00	5972.52	0.00	6879.91	20308.67	2357.23	379.64	80.02	107.72	0.00	36085.71
M2	0.00	10075.02	0.00	11305.78	1557.93	1032.72	575.70	85.46	59.99	0.00	24692.60
M3	0.00	3089.93	0.00	5874.55	6533.29	1427.52	286.75	131.26	34.30	0.00	17377.60
M4	5994.85	0.00	0.00	2390.15	5411.09	642.95	1153.98	334.25	408.93	0.00	16336.20
M5	0.00	15292.37	0.00	28626.64	4083.65	830.58	212.71	102.05	49.64	0.00	49197.64
M6	0.00	43453.47	11621.72	14291.68	6045.21	1798.60	1131.09	445.19	165.93	0.00	78952.89
F1	1873.54	1822.96	5068.85	1341.71	61.63	495.88	136.54	51.70	0.00	0.00	10852.80
F2	13803.62	25625.21	0.00	3534.25	12316.63	11319.06	182.66	132.25	78.29	0.00	66991.95
F3	8153.06	9720.99	8771.90	2881.72	1574.70	544.37	14.56	10.39	0.00	0.00	31671.69
F4	3234.03	11888.72	2018.90	6894.13	2351.50	2579.76	387.30	84.39	0.00	0.00	29438.71
F5	4115.97	4126.11	2197.21	0.00	6320.27	975.26	68.43	113.80	0.00	0.00	17917.05
F6	15.30	17519.29	23000.57	0.00	778.42	2537.82	413.20	250.29	0.00	0.00	44514.88
Mean	3099.20	12382.22	4389.93	7001.71	5611.92	2211.81	411.88	151.75	75.40	0.00	35335.81

表4-33 各时间段尿样品总柚皮苷的总量

单位：ng

样品	时间/h										累积量
	0~2	2~4	4~6	6~8	8~12	12~24	24~36	36~48	48~60	60~72	
M1	0.00	12805.11	0.00	15241.41	44697.47	5185.59	897.53	191.27	325.66	0.00	79344.03
M2	0.00	21497.40	0.00	24132.04	4592.01	2320.87	1320.02	198.72	127.93	0.00	54188.99
M3	0.00	6592.87	0.00	12526.55	13931.21	3043.95	611.44	279.92	73.13	0.00	37059.07
M4	12799.97	0.00	0.00	5171.82	11553.51	1370.99	2460.67	712.73	872.00	0.00	34941.69
M5	0.00	32625.07	0.00	61053.33	8733.58	1771.11	453.55	217.61	105.84	0.00	104960.09
M6	0.00	92686.52	24786.67	30495.39	12890.46	3835.25	2411.83	949.30	353.80	0.00	168409.21
F1	4012.53	3887.16	10890.9	2922.81	141.47	1145.03	312.23	110.25	23.88	0.00	23446.27
F2	29443.90	54652.95	0.00	7866.71	26263.26	24136.10	389.50	281.97	166.95	0.00	143201.33
F3	17421.16	21180.26	19129.68	6353.66	3395.13	1637.64	40.53	22.17	40.33	0.00	69220.57
F4	6908.74	26148.74	4424.94	14861.49	5099.82	6630.30	1096.15	290.15	30.56	0.00	65490.90
F5	9113.62	8843.59	4721.42	0.00	13526.21	2271.97	192.51	366.05	99.04	0.00	39134.41
F6	86.43	37448.22	49102.48	0.00	1659.85	5411.54	881.10	533.68	0.00	0.00	95123.32
平均	6648.86	26530.66	9421.34	15052.10	12207.00	4896.70	922.26	346.15	184.93	0.00	76209.99

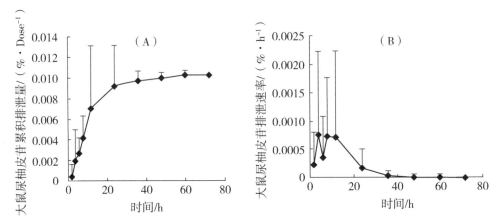

图4-7 大鼠给药后柚皮苷从尿液中排出的平均累积排泄量（A）和排泄速率（B）

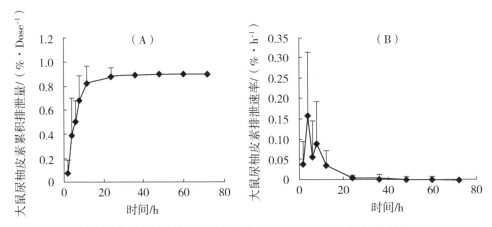

图4-8 大鼠给药后柚皮素从尿液中排出的平均累积排泄量（A）和排泄速率（B）

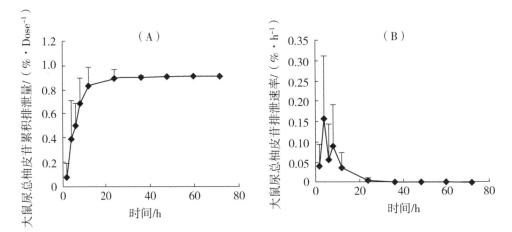

图4-9 大鼠给药后总柚皮苷从尿液中排出的平均累积排泄量（A）和排泄速率（B）

表 4 - 34 各时间段粪样样品柚皮苷总量

单位：ng

样品	时间/h										
	0~2	2~4	4~6	6~8	8~12	12~24	24~36	36~48	48~60	60~72
M1	0.00	0.00	224849.95	250836.55	4433.02	0.00	0.00	0.00	0.00	0.00
M2	0.00	0.00	36980.72	5025.19	1352.60	0.00	0.00	0.00	0.00	0.00
M3	0.00	0.00	34500.92	56582.81	1196.11	0.00	0.00	0.00	0.00	0.00
M4	98.70	0.00	97114.99	127530.17	4428.56	0.00	0.00	0.00	0.00	0.00
M5	0.00	1961.12	1439.93	1080.64	0.00	0.00	0.00	0.00	0.00	0.00
M6	0.00	1093.27	141079.19	1670.47	0.00	0.00	0.00	0.00	0.00	0.00
F1	0.00	93527.42	157483.41	3230.29	135.76	0.00	0.00	0.00	0.00	234.48
F2	0.00	5614.81	1620.42	666.44	136.83	0.00	0.00	0.00	0.00	0.00
F3	0.00	5764.88	1099.40	103.83	237.68	0.00	0.00	0.00	0.00	0.00
F4	341.84	10520.47	285289.06	4260.83	322.65	253.38	0.00	0.00	0.00	0.00
F5	87.02	3171.59	0.00	0.00	188773.71	0.00	0.00	0.00	0.00	0.00
F6	107.89	37103.41	0.00	82228.52	89.81	0.00	0.00	0.00	0.00	0.00
Mean	52.95	13229.75	81788.17	44434.64	16758.89	21.11	0.00	0.00	0.00	19.54

表4-35 各时间段粪样品柚皮素总量

单位：ng

样品	时间/h									
	0~2	2~4	4~6	6~8	8~12	12~24	24~36	36~48	48~60	60~72
M1	0.00	0.00	60366.81	94938.85	14826.94	0.00	0.00	0.00	0.00	0.00
M2	0.00	0.00	8416.59	17741.43	4323.51	198.36	0.00	0.00	0.00	0.00
M3	0.00	0.00	33904.35	64655.12	7262.50	0.00	0.00	0.00	0.00	0.00
M4	0.00	0.00	84823.22	103220.88	46572.79	0.00	0.00	0.00	0.00	0.00
M5	0.00	35057.57	35606.10	11001.52	665.89	0.00	0.00	0.00	0.00	0.00
M6	0.00	8344.33	121053.56	38684.50	440.05	0.00	0.00	0.00	0.00	0.00
F1	0.00	91912.03	65259.75	5687.00	183.48	0.00	0.00	0.00	0.00	106.56
F2	0.00	3458.55	10469.83	2080.36	316.33	578.86	0.00	0.00	0.00	0.00
F3	0.00	680.49	10946.04	1755.73	599.72	0.00	0.00	0.00	0.00	0.00
F4	0.00	22879.24	59634.81	4367.81	453.39	0.00	0.00	0.00	0.00	0.00
F5	0.00	1014.92	0.00	0.00	148098.16	0.00	0.00	0.00	0.00	0.00
F6	0.00	30933.27	0.00	93970.26	181.24	0.00	0.00	0.00	0.00	0.00
Mean	0.00	16190.03	40873.42	36508.62	18660.33	64.77	0.00	0.00	0.00	8.88

表4-36　各时间段粪样品总柚皮苷总量

单位：ng

样品	时间/h										累积量
---	0~2	2~4	4~6	6~8	8~12	12~24	24~36	36~48	48~60	60~72	
M1	0.00	0.00	353572.60	453278.62	36049.11	0.00	0.00	0.00	0.00	0.00	842900.33
M2	0.00	0.00	54927.77	42855.97	10571.79	422.97	0.00	0.00	0.00	0.00	108778.51
M3	0.00	0.00	106796.58	194449.61	16682.22	0.00	0.00	0.00	0.00	0.00	317928.41
M4	98.70	0.00	277987.07	347632.35	103737.67	0.00	0.00	0.00	0.00	0.00	729455.79
M5	0.00	76715.84	77364.30	24539.64	1419.92	0.00	0.00	0.00	0.00	0.00	180039.70
M6	0.00	18886.23	399206.74	84159.04	938.34	0.00	0.00	0.00	0.00	0.00	503190.34
F1	0.00	289515.26	296639.50	15356.92	526.99	0.00	0.00	0.00	0.00	461.70	602500.38
F2	0.00	12989.62	23945.67	5102.48	811.36	1234.32	0.00	0.00	0.00	0.00	44083.44
F3	0.00	7215.92	24440.10	3847.64	1516.48	0.00	0.00	0.00	0.00	0.00	37020.14
F4	341.84	59306.82	412450.84	13574.49	1289.43	253.38	0.00	0.00	0.00	0.00	487216.80
F5	87.02	5335.75	0.00	0.00	504569.57	0.00	0.00	0.00	0.00	0.00	509992.34
F6	107.89	103063.72	0.00	282605.23	476.27	0.00	0.00	0.00	0.00	0.00	386253.11
Mean	52.95	47752.43	168944.26	122283.50	56549.10	159.22	0.00	0.00	0.00	38.48	395779.94

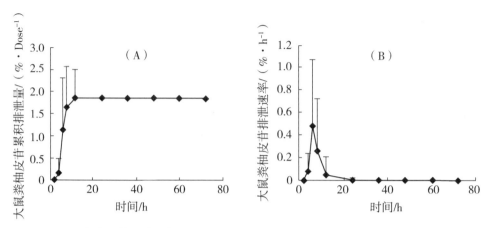

图 4 - 10　大鼠给药后柚皮苷从粪便中排出的平均累积排泄量（A）和排泄速率（B）

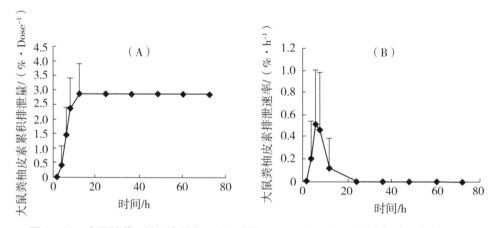

图 4 - 11　大鼠给药后柚皮素从粪便中排出的平均累积排泄量（A）和排泄速率（B）

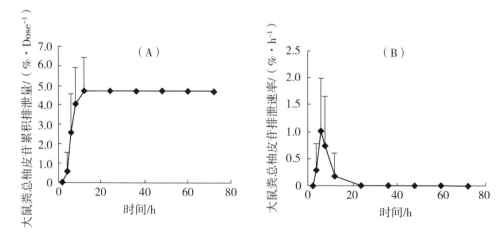

图 4 - 12　大鼠给药后总柚皮苷从粪便中排出的平均累积排泄量（A）和排泄速率（B）

第三节 柚皮苷经 Beagle 犬尿、粪的排泄研究

【实验材料】

动物：Beagle 犬 6 只，购于高要市康达实验动物科技有限公司，生产许可证号：SCXK（粤）2009—0009。

其他同第二节【实验材料】项下内容。

【实验部分】

（一）给药方案与样品采集

尿、粪样品的采集与 Beagle 犬单次给药中剂量组（12.4 mg/kg）同时进行，在中剂量组给药前收集尿、粪样的空白样品，在中剂量组给药后，分别于 0～6 h、6～12 h、12～24 h、24～36 h、36～48 h 时间段收集尿、粪样品。记录尿样总体积，全部收集粪样 60 ℃烘干后称重。全部样品 -70 ℃保存，待测。

（二）Beagle 犬尿和粪中柚皮苷、柚皮素的测定

1. 溶液配制

柚皮苷对照品储备液配制：取 105 ℃干燥至恒重的柚皮苷对照品，精密称定 9.98 mg，置 100 mL 量瓶中，用甲醇溶解、定容，作为对照品储备液（99.80 μg/mL），置于 4 ℃冰箱内保存备用。

柚皮苷对照品溶液配制：精密吸取柚皮苷对照品储备液适量，置 10 mL 量瓶中，用甲醇 - 水（50∶50，V/V）溶液逐级稀释成系列浓度对照品溶液，浓度依次为 49.90 ng/mL、99.80 ng/mL、499.00 ng/mL、998.00 ng/mL、4990.00 ng/mL、9980.00 ng/mL，置于 4 ℃冰箱内保存备用。

柚皮素对照品储备液配制：取 105 ℃干燥至恒重的柚皮素对照品，精密称定 10.00 mg，置 100 mL 量瓶中，用甲醇溶解、定容，作为对照品储备液（100.00 μg/mL），4 ℃冰箱内保存备用。

柚皮素对照品溶液配制：精密吸取柚皮素对照品储备液适量，置 10 mL 量瓶中，用甲醇 - 水（50∶50，V/V）溶液逐级稀释成系列浓度对照品溶液，浓度依次为 50.00 ng/mL、100.00 ng/mL、500.00 ng/mL、1000.00 ng/mL、5000.00 ng/mL、

10000.00 ng/mL，置于4℃冰箱内保存备用。

内标异槲皮苷对照品溶液配制：取五氧化二磷减压干燥至恒重的异槲皮苷对照品，精密称定9.50 mg，置50 mL量瓶中，用甲醇溶解、定容，摇匀，作为对照品储备液（0.19 mg/mL）；用甲醇－水（50:50，V/V）溶液将储备液稀释至1900.00 ng/mL，作为异槲皮苷对照品溶液，于4℃冰箱内保存备用。

β－葡萄糖醛酸酶溶液配制：精密称定β－葡萄糖醛酸酶粉末10 mg溶于2 mL 0.2 mmol/L醋酸缓冲液中（pH=5.0），配制成相当于10 U/μL的β－葡萄糖醛酸酶溶液，分装，于－20℃冰箱内保存备用。

2. 检测条件

色谱柱：Agilent RRHT ZORBAX Eclipse Plus C$_{18}$（2.1 mm×100 mm，1.8－Micron）；柱温：40℃；流动相：甲醇－0.25%甲酸溶液（V/V）=52:48，流速：0.2 mL/min；进样体积：10 μL。

离子源参数：Capillary 4000 V，Drying Gas 9 L/min，Neb Pressure 30 psi，Gas Temp：350℃。ESI电喷雾源，采用负离子检测，MRM（多反应离子监测）方式，检测离子对分别为柚皮苷：579.2/271.0，Fragmentor：200 V，Collision Energy：35 V；柚皮素：271.0/151.0，Fragmentor：90 V，Collision Energy：20 V；异槲皮苷：463.0/299.8，Fragmentor：130 V，Collision Energy：25 V。

3. 样品处理方法

尿样品线性和QC样品制备与处理方法：取空白尿样100 μL置于1.5 mL的离心管中，分别向离心管中加入指定浓度的柚皮苷/柚皮素对照品溶液，混匀，制成柚皮苷浓度分别为4.99 ng/mL、9.98（QC L）ng/mL、49.90 ng/mL、99.80（QC M）ng/mL、499.00 ng/mL、998.00（QC H）ng/mL和柚皮素浓度分别为5.00 ng/mL、10.00（QC L）ng/mL、50.00 ng/mL、100.00（QC M）ng/mL、500.00 ng/mL、1000.00（QC H）ng/mL的尿样品，然后加入β－葡萄糖醛酸酶10 μL（10 U/μL），混匀，37℃水浴2 h。取出后，加入内标溶液10 μL，混匀，加入2%甲酸6 μL酸化后，加入乙酸乙酯800 μL，涡旋3 min，10000 r/min离心10 min，转移上清液至新离心管中，残渣超声30 s后再加入乙酸乙酯400 μL，涡旋3 min，10000 r/min离心10 min，合并上清液挥干，加入100 μL流动相复溶，超声30 s后涡旋3 min，13000 r/min离心10 min后，取10 μL上清液进样测定。

尿样品制备方法：取尿样品100 μL，加入β－葡萄糖醛酸酶10 μL（10 U/μL），混匀，37℃水浴2 h。取出后，加入50%甲醇水溶液（V/V）20 μL和内标溶液10 μL，混匀后加入2%甲酸6 μL酸化后，加入乙酸乙酯800 μL，涡旋3 min，10000 r/min离心10 min，转移上清液至新离心管中，残渣超声30 s后再加入乙酸乙酯400 μL，涡旋3 min，10000 r/min离心10 min，合并上清液挥干，加入

100 μL 流动相复溶，超声 30 s 后涡旋 3 min，13000 r/min 离心 10 min 后，取 10 μL 上清液进样测定。

尿样品稀释方法：当尿样品测得的浓度超出线性范围时，则用空白尿样品稀释后再进行如上操作，稀释倍数以超出情况而定。

粪样品线性和 QC 样品制备与处理方法：取干燥空白粪样 50 mg，置于 1.5 mL 离心管中，加入 1 mL 生理盐水，超声 15 min，涡旋混匀后取 100 μL 置于新的 1.5 mL 离心管中，分别向离心管中加入指定浓度的柚皮苷/柚皮素对照品溶液，混匀，制成柚皮苷浓度分别为 99.80 ng/mL、199.60（QC L）ng/mL、998.00 ng/mL、1996.00（QC M）ng/mL、9980.00 ng/mL、19960.00（QC H）ng/mL；柚皮素浓度分别为 100.00 ng/mL、200.00（QC L）ng/mL、1000.00 ng/mL、2000.00（QC M）ng/mL、10000.00 ng/mL、20000.00（QC H）ng/mL 的粪样品，然后加入 β - 葡萄糖醛酸酶 10 μL（10 U/μL），混匀，37 ℃水浴 2 h。取出后，加入内标溶液 10 μL，混匀，加入 2% 甲酸 6 μL 酸化后，加入乙酸乙酯 800 μL，涡旋 3 min，10000 r/min 离心 10 min，转移上清液至新离心管中，残渣超声 30 s 后再加入乙酸乙酯 400 μL，涡旋 3 min，10000 r/min 离心 10 min，合并上清液挥干，加入 100 μL 流动相复溶，超声 30 s 后涡旋 3 min，13000 r/min 离心 10 min 后，取 10 μL 上清液进样测定。

粪样品制备方法：取干燥粪样 50 mg，置于 1.5 mL 离心管中，加入 1 mL 生理盐水，超声 15 min，涡旋混匀后取 100 μL 置于新的 1.5 mL 离心管中，加入 β - 葡萄糖醛酸酶 10 μL（10 U/μL），混匀，37 ℃水浴 2 h。取出后，加入 50% 甲醇水溶液（V/V）20 μL 和内标溶液 10 μL，混匀后加入 2% 甲酸 6 μL 酸化后，加入乙酸乙酯 800 μL，涡旋 3 min，10000 r/min 离心 10 min，转移上清液至新离心管中，残渣超声 30 s 后再加入乙酸乙酯 400 μL，涡旋 3 min，10000 r/min 离心 10 min，合并上清液挥干，加入 100 μL 流动相复溶，超声 30 s 后涡旋 3 min，13000 r/min 离心 10 min 后，取 10 μL 上清液进样测定。

粪样品稀释方法：当粪样品测得的浓度超出线性范围时，则用空白粪样品稀释后再进行如上操作，稀释倍数以超出情况而定。

4. 方法学验证

1）特异性。

取不同来源空白尿、粪样混合，除不加内标溶液外，其余按"尿样品制备方法与处理"和"粪样品制备方法与处理"操作，分别获得空白尿、粪样品色谱图 4 - 13（A）和图 4 - 14（A）。

取空白尿、粪样品，按"尿样品线性和 QC 样品制备与处理"和"粪样品线性和 QC 样品制备与处理"操作，分别获得尿、粪线性样品色谱图 4 - 13（B）和图 4 - 14（B）。

取 Beagle 犬给药后收集的尿、粪样品，按"尿样品制备方法与处理"和"粪样品制备方法与处理"操作，分别获得尿、粪样品色谱图 4 - 13（C）和图 4 - 14（C）。

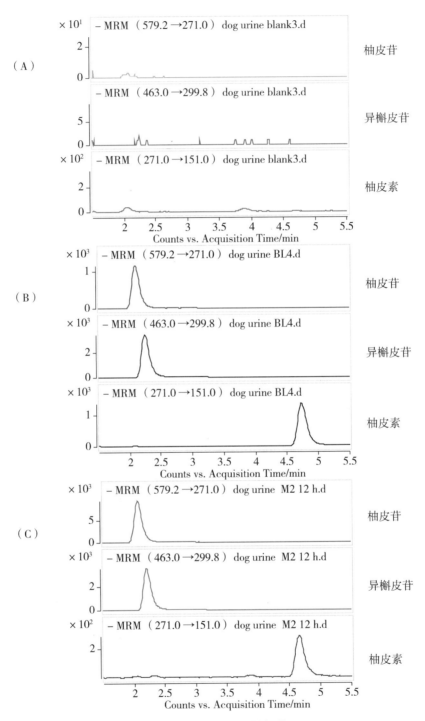

图 4 - 13　Beagle 犬尿样色谱图

（A）混合空白尿样；（B）空白线性样品（柚皮苷、柚皮素浓度分别为 99. 80 ng/mL 和 100. 00 ng/mL）；

（C）给药 Beagle 犬尿样品（M2 6～ 12 h）。

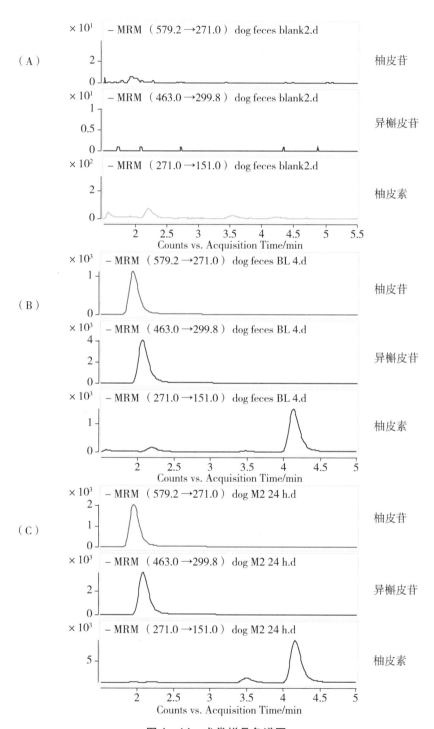

图4-14　犬粪样品色谱图

（A）混合空白粪样；（B）空白线性样品（柚皮苷、柚皮素浓度分别为1996.00 ng/mL和2000.00 ng/mL）；

（C）给药犬粪样品（M2 12～24 h）。

2）线性与线性范围。

按线性样品制备方法操作，测定。采用最小二次加权法，以样品中柚皮苷和柚皮素浓度为横坐标，进行线性回归，获得标准曲线方程。准确度由 Agilent MassHunter Quantitative Analysis 软件经最小二次加权后计算获得。尿、粪中柚皮苷和柚皮素的准确度及标准曲线方程见表 4 – 37 ～ 表 4 – 38 和图 4 – 15 ～ 图 4 – 18。

尿样品中柚皮苷标准曲线方程为：$Y = 0.5978X - 7.8397E - 005$（$R^2 = 0.9942$），表明柚皮苷在 4.99 ～ 998.00 ng/mL 浓度范围内线性关系良好；柚皮素标准曲线方程为：$Y = 0.6951X + 0.0015$（$R^2 = 0.9979$），表明柚皮素在 5.00 ～ 1000.00 ng/mL 浓度范围内线性关系良好。

粪样品中柚皮苷标准曲线方程为：$Y = 0.5217X + 0.0039$（$R^2 = 0.9896$），结果表明柚皮苷在 99.80 ～ 19960.00 ng/mL 浓度范围内线性关系良好；柚皮素标准曲线方程为：$Y = 0.6667X + 2.5923E - 004$（$R^2 = 0.9864$），结果表明柚皮素在 100.00 ～ 20000.00 ng/mL 浓度范围内线性关系良好。

表 4 – 37　尿样品中柚皮苷、柚皮素线性样品的准确度

水平	柚 皮 苷			柚 皮 素		
	理论浓度/ （ng·mL^{-1}）	测得浓度/ （ng·mL^{-1}）	准确度/ %	理论浓度/ （ng·mL^{-1}）	测得浓度/ （ng·mL^{-1}）	准确度/ %
1	4.99	5.23	104.80	5.00	4.89	97.80
2	9.98	9.14	91.60	10.00	10.38	103.80
3	49.90	47.15	94.50	50.00	51.31	102.60
4	99.80	98.06	98.30	100.00	102.88	102.90
5	499.00	505.11	101.20	500.00	471.04	94.20
6	998.00	1094.40	109.70	1000.00	987.59	98.80

表 4 – 38　粪样品中柚皮苷、柚皮素线性样品的准确度

水平	柚 皮 苷			柚 皮 素		
	理论浓度/ （ng·mL^{-1}）	测得浓度/ （ng·mL^{-1}）	准确度/ %	理论浓度/ （ng·mL^{-1}）	测得浓度/ （ng·mL^{-1}）	准确度/ %
1	99.80	105.82	106.00	100.00	97.41	97.40
2	199.60	174.57	87.50	200.00	205.01	102.50
3	998.00	1064.59	106.70	1000.00	1078.85	107.90
4	1996.00	1804.29	90.40	2000.00	2286.89	114.30
5	9980.00	10091.18	101.10	10000.00	8906.85	89.10
6	19960.00	21622.15	108.30	20000.00	17757.93	88.80

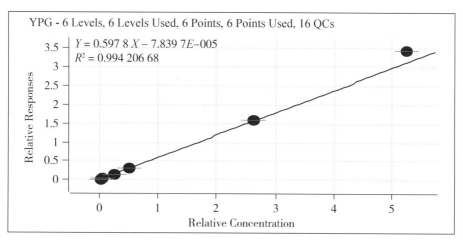

图 4 - 15　尿样品中柚皮苷的标准曲线

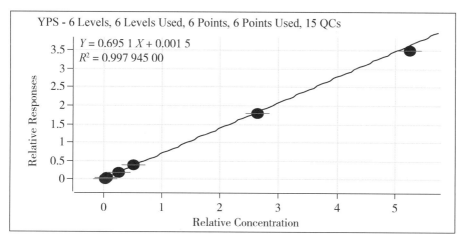

图 4 - 16　尿样品中柚皮素的标准曲线

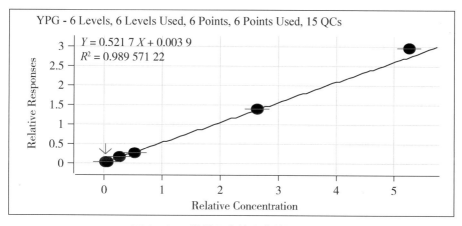

图 4 - 17　粪样品中柚皮苷的标准曲线

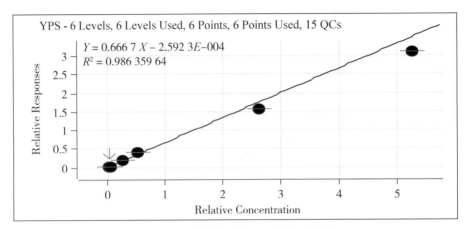

图 4 – 18 粪样品中柚皮素的标准曲线

3）基质效应、提取回收率考察。

（1）对照品溶液样品（Sol）：分别向离心管中加入指定浓度的柚皮苷和柚皮素和内标溶液各 10 μL，然后加入流动相 70 μL，混匀即得。

（2）空白尿样品和空白粪样品提取后加对照品溶液的样品（SAE）：取空白尿样和空白粪样，除不加入内标溶液外，其余按"尿样品制备与处理"和"粪样品制备与处理"方法进行操作，挥干后，分别加入指定浓度的柚皮苷、柚皮素和内标对照品溶液各 10 μL，加入 70 μL 流动相复溶，超声 30 s 后涡旋 3 min，13000 r/min 离心 10 min 后，取 10 μL 上清液进样测定。

（3）空白加对照品溶液后提取的样品（Blank）：按"尿样品线性和 QC 样品制备与处理"和"粪样品线性和 QC 样品制备与处理"。

上述 3 种样品，高、中、低 3 个浓度各平行制备 5 份，进行测定。用相同浓度下不同类型样品测得的峰面积（A）进行计算，基质效应 $ME(\%) = A_{SAE}/A_{Sol} \times 100\%$，提取回收率 $RE(\%) = A_{Blank}/A_{SAE} \times 100\%$。

结果表明（表 4 – 39 ～ 表 4 – 40）：该方法下尿样品低、中、高 3 个浓度的柚皮苷基质效应在 76%～82%，柚皮素基质效应在 81%～86%，内标基质效应为83.40%；柚皮苷提取回收率在 78%～82%，柚皮素提取回收率在 84%～90%，异槲皮苷提取回收率为 77.21%，各物质提取率稳定，符合样品测定要求；该方法下粪样品低、中、高 3 个浓度的柚皮苷基质效应在 86%～93%，柚皮素基质效应在101%～104%，内标基质效应为 91.23%；柚皮苷提取回收率在 75%～76%，柚皮素提取回收率在 88%～95%，异槲皮苷提取回收率为 92.60%，各物质提取率稳定，符合样品测定要求。

表4-39 尿样品中柚皮苷、柚皮素基质效应及提取回收率

样品	浓度/(ng·mL⁻¹)	1	2	3	4	5	平均值	RSD/%	ME/%	RE/%
Sol										
柚皮苷	9.98	1526.29	1520.59	1505.97	1495.14	1491.48	1507.89	1.01	80.25	
	99.80	17021.72	16798.27	16163.38	16930.68	17324.88	16847.79	2.55	76.59	
	998.00	168645.33	171760.41	170485.36	168878.12	171283.80	170210.60	0.82	81.55	
柚皮素	10.00	2086.25	2032.51	1993.09	2111.69	2007.13	2046.13	2.50	81.84	
	100.00	18355.58	18791.18	19238.96	18949.00	17951.60	18657.26	2.72	86.00	
	1000.00	173608.77	173395.88	172336.60	171514.45	170293.50	172229.84	0.80	85.20	
IS		51822.59	49783.92	52785.10	51208.22	51010.05	51321.98	2.15	83.40	
SAE										
柚皮苷	9.98	1251.15	1235.32	1179.39	1213.65	1170.85	1210.07	2.87		
	99.80	12789.46	13063.01	12670.13	12798.38	13193.98	12902.99	1.68		
	998.00	141799.80	141841.22	138633.60	133309.04	138427.43	138802.22	2.51		
柚皮素	10.00	1826.46	1669.34	1622.82	1624.95	1629.10	1674.53	5.20		
	100.00	16569.76	15173.76	16501.98	16466.78	15512.39	16044.93	4.07		
	1000.00	146468.18	148636.54	147347.03	143727.11	147520.54	146739.88	1.26		
IS		42578.66	42897.40	41895.54	42991.93	43647.45	42802.20	1.49		
Blank										
柚皮苷	9.98	934.58	919.44	962.11	994.61	958.23	953.79	3.01		78.82
	99.80	10174.06	10113.22	11888.02	10011.44	10553.44	10548.04	7.36		81.75
	998.00	112582.94	116267.79	108580.64	109035.04	108861.54	111065.59	3.00		80.02
柚皮素	10.00	1552.31	1504.77	1417.51	1480.16	1458.86	1483.52	3.49		88.59
	100.00	14344.83	13702.50	15029.87	13912.57	14402.72	14278.50	3.59		88.99
	1000.00	124554.36	128249.60	122520.25	121418.92	122449.91	123838.61	2.19		84.39
IS		33044.93	33302.12	32053.92	33276.21	33553.85	33046.21	1.76		77.21

表 4-40 粪样品中柚皮苷、柚皮素基质效应及提取回收率

样品	浓度/(ng·mL⁻¹)	峰面积 1	2	3	4	5	平均值	RSD/%	ME/%	RE/%
Sol										
柚皮苷	199.60	1907.13	1658.38	1741.30	1687.09	1608.64	1720.51	6.67	86.93	
	1996.00	15094.12	14784.96	14616.11	15033.72	14268.22	14759.43	2.27	87.21	
	19960.00	157377.09	157694.44	164220.61	156380.40	155226.26	158179.76	2.22	92.24	
柚皮素	200.00	1495.09	1523.43	1515.60	1505.84	1497.07	1507.41	0.80	101.60	
	2000.00	15030.49	14383.90	14900.39	14398.02	14429.68	14628.50	2.13	102.81	
	20000.00	150579.21	149385.76	155050.69	160118.38	159711.56	154969.12	3.22	103.64	
IS		46501.57	47282.83	46807.87	46054.87	47423.00	46814.03	1.20	91.23	
SAE										
柚皮苷	199.60	1548.94	1479.67	1447.07	1458.09	1544.49	1495.65	3.22		
	1996.00	12636.25	13456.56	12923.60	12429.64	12910.54	12871.32	3.00		
	19960.00	143283.69	143889.73	144792.36	145342.87	152202.21	145902.17	2.47		
柚皮素	200.00	1476.22	1579.17	1553.47	1629.92	1418.48	1531.45	5.49		
	2000.00	15534.58	14058.74	15367.31	14869.94	15368.02	15039.72	4.00		
	20000.00	160280.14	159956.22	159504.72	160641.44	162695.62	160615.63	0.77		
IS		43486.75	41293.84	42402.54	43845.79	42524.48	42710.68	2.35		
Blank										
柚皮苷	199.60	1148.51	1257.74	1237.32	988.75	1033.93	1133.25	10.56		75.77
	1996.00	9258.18	9582.41	9888.11	9729.74	9896.71	9671.03	2.73		75.14
	19960.00	115500.64	104548.69	105617.86	103367.03	118263.85	109459.61	2.30		75.02
柚皮素	200.00	1438.00	1362.00	1634.00	1395.00	1391.00	1444.00	7.59		94.29
	2000.00	12819.00	13142.00	13522.00	14008.00	13700.00	13438.20	3.47		89.35
	20000.00	155710.00	130245.00	130673.00	131453.00	160502.00	141716.60	10.63		88.23
IS		39900.32	38440.99	40643.79	40928.45	37827.87	39548.28	3.44		92.60

4）精密度和准确度。制备 QC 样品，每个浓度平行制备5份，计算日内精密度和准确度；连续测定2天，计算日间精密度。结果（表4-41～表4-48）表明：柚皮苷和柚皮素的日内精密度 RSD 值均小于10%，符合生物样品测定要求；其日间精密度 RSD 均小于10%，符合生物样品测定要求。

表4-41 尿样品中柚皮苷日内精密度和准确度

测定结果	浓度/（ng·mL⁻¹）	1	2	3	4	5	平均值	RSD/%
精密度	9.98	9.01	8.80	9.57	9.53	9.10	9.20	3.65
	99.80	97.81	97.18	96.92	101.66	91.17	96.95	3.87
	998.00	1046.49	1086.19	1107.13	997.22	1098.77	1067.16	4.26
准确度	9.98	90.30	88.20	95.80	95.40	91.20	92.18	3.59
	99.80	98.00	97.40	97.10	101.90	91.40	97.16	3.87
	998.00	104.90	108.80	110.90	99.90	110.10	106.92	4.26

表4-42 尿样品中柚皮苷日间精密度

浓度/（ng·mL⁻¹）	天数	1	2	3	4	5	平均值	RSD/%
9.98	day 1	9.01	8.80	9.57	9.53	9.10	9.20	3.47
	day 2	8.88	9.76	9.27	9.08	9.44	9.29	
99.80	day 1	97.81	97.18	96.92	101.66	91.17	96.95	3.58
	day 2	101.19	102.27	100.71	101.91	102.21	101.66	
998.00	day 1	1046.49	1086.19	1107.13	997.22	1098.77	1067.16	3.28
	day 2	1110.86	1099.19	1100.95	1102.32	1092.97	1101.26	

表4-43 尿样品中柚皮素日内精密度

测定结果	浓度/（ng·mL⁻¹）	1	2	3	4	5	平均值	RSD/%
精密度	5.00	10.68	10.20	9.95	10.02	9.76	10.12	3.45
	50.00	108.39	103.44	96.17	111.06	97.67	103.35	6.28
	500.00	919.22	951.31	991.96	881.62	981.36	945.09	4.80
准确度	5.00	106.80	102.00	99.50	100.20	97.60	101.22	3.45
	50.00	108.40	103.40	96.20	111.10	97.70	103.36	6.28
	500.00	91.90	95.10	99.20	88.20	98.10	94.50	4.79

表4-44　尿样品中柚皮素日间精密度

浓度/ (ng·mL^{-1})	天数	1	2	3	4	5	平均值	RSD/ %
10.00	day 1	10.68	10.20	9.95	10.02	9.76	10.12	3.74
	day 2	10.53	10.02	10.35	10.85	10.81	10.51	
100.00	day 1	108.39	103.44	96.17	111.06	97.67	103.35	4.88
	day 2	111.56	104.40	105.03	105.55	108.39	106.99	
1000.00	day 1	919.22	951.31	991.96	881.62	981.36	945.09	3.62
	day 2	968.29	906.82	927.75	947.19	940.54	938.12	

表4-45　粪样品中柚皮苷日内精密度和准确度

测定 结果	浓度/ (ng·mL^{-1})	1	2	3	4	5	平均值	RSD/ %
精密度	199.60	188.95	196.73	194.83	169.43	176.26	185.24	6.43
	1996.00	1791.65	1867.64	1834.42	1876.11	1895.83	1853.13	2.21
	19960.00	20528.42	20104.36	20963.31	20519.73	21473.39	20717.84	2.51
准确度	199.60	94.70	98.60	97.60	84.90	88.30	92.82	6.44
	1996.00	89.80	93.60	91.90	94.00	95.00	92.86	2.20
	19960.00	102.80	100.70	105.00	102.80	107.60	103.78	2.53

表4-46　粪样品中柚皮苷日间精密度

浓度/ (ng·mL^{-1})	天数	1	2	3	4	5	平均值	RSD/ %
199.60	day 1	188.95	196.73	194.83	169.43	176.26	185.24	5.97
	day 2	178.61	177.34	171.84	168.16	169.32	173.05	
1996.00	day 1	1791.65	1867.64	1834.42	1876.11	1895.83	1853.13	7.82
	day 2	2137.46	2168.32	2173.42	2072.15	2149.76	2140.22	
19960.00	day 1	20528.42	20104.36	20963.31	20519.73	21473.39	20717.84	7.78
	day 2	22332.13	17862.63	22262.63	18504.45	22796.08	20751.58	

表 4 - 47 粪样品中柚皮素日内精密度和准确度

测定结果	浓度/(ng·mL⁻¹)	1	2	3	4	5	平均值	RSD/%
精密度	200.00	214.70	192.49	232.46	220.20	217.23	215.42	6.74
	2000.00	1973.70	2036.53	1995.09	2147.32	2086.10	2047.75	3.43
	20000.00	21686.84	19627.16	20323.88	20448.94	22835.45	20984.45	6.07
准确度	200.00	107.40	96.20	116.20	110.10	108.60	107.70	6.75
	2000.00	98.70	101.80	99.80	107.40	104.30	102.40	3.43
	20000.00	108.40	98.10	101.60	102.20	114.20	104.90	6.09

表 4 - 48 粪样品中柚皮素日间精密度

浓度/(ng·mL⁻¹)	天数	1	2	3	4	5	平均值	RSD/%
200.00	day 1	214.70	192.49	232.46	220.20	217.23	215.42	8.84
	day 2	234.24	207.86	193.20	179.94	192.40	201.53	
2000.00	day 1	1973.70	2036.53	1995.09	2147.32	2086.10	2047.75	5.26
	day 2	1997.81	2142.32	2199.24	2246.61	2287.29	2174.65	
20000.00	day 1	21686.84	19627.16	20323.88	20448.94	22835.45	20984.45	4.23
	day 2	21455.78	20740.76	21409.81	21451.74	21532.07	21318.03	

5）尿、粪样品超低温冰箱（−70 ℃）长期放置稳定性。取 Beagle 犬空白尿、粪样品，按照 QC 样品加入对应浓度的柚皮苷、柚皮素对照品溶液，混匀后置于 −70 ℃冻存，在指定时间点取出，测定。结果（表 4 − 49 ～ 表 4 − 50）表明：含药尿在 −70 ℃长期放置 6 个月内稳定。

表 4 - 49 尿样品超低温冰箱（−70 ℃）长期放置稳定性

柚皮苷				柚皮素			
加入浓度/(ng·mL⁻¹)	测定浓度/(ng·mL⁻¹)	平均值/(ng·mL⁻¹)	准确度/%	加入浓度/(ng·mL⁻¹)	测定浓度/(ng·mL⁻¹)	平均值/(ng·mL⁻¹)	准确度/%
10.18	8.66	9.09	89.29	10.20	10.75	10.50	102.91
	9.65				10.26		
	8.96				10.48		

续上表

柚皮苷				柚皮素			
加入浓度/ (ng · mL^{-1})	测定浓度/ (ng · mL^{-1})	平均值/ (ng · mL^{-1})	准确度/ %	加入浓度/ (ng · mL^{-1})	测定浓度/ (ng · mL^{-1})	平均值/ (ng · mL^{-1})	准确度/ %
101. 80	98. 46	99. 57	97. 81	102. 00	105. 40	107. 56	105. 45
	100. 68				109. 71		
	104. 97				113. 50		
509. 00	526. 29	520. 45	102. 25	510. 00	460. 66	451. 02	88. 44
	516. 01				446. 87		
	519. 06				445. 54		

表 4 - 50　粪样品超低温冰箱（-70 ℃）长期放置稳定性

柚皮苷				柚皮素			
加入浓度/ (ng · mL^{-1})	测定浓度/ (ng · mL^{-1})	平均值/ (ng · mL^{-1})	准确度/ %	加入浓度/ (ng · mL^{-1})	测定浓度/ (ng · mL^{-1})	平均值/ (ng · mL^{-1})	准确度/ %
203. 60	173. 14	179. 76	88. 29	204. 00	222. 28	211. 09	103. 48
	177. 43				200. 55		
	188. 70				210. 44		
2036. 00	1753. 02	1823. 77	89. 58	2040. 00	2239. 73	2222. 55	108. 95
	1894. 52				2205. 36		
	1967. 13				2300. 92		
10180. 00	9875. 28	10030. 94	98. 54	10200. 00	10730. 48	10882. 21	106. 69
	10082. 31				10812. 94		
	10131. 23				11103. 22		

（三）数据处理

按指定时间段收集各受试动物的尿、粪样品。记录收集尿液的体积和粪便的重量。尿、粪样品以柚皮苷、柚皮素及对羟基苯丙酸为目标化合物进行测定，三者的浓度测定数据由 Agilent MassHunter Quantitative Analysis 软件计算获得；雌、雄差异比较采用 SPSS16. 0 软件 Paired-Samples t - test 进行统计；一般数据整理采用 Excel（2003 ～ 2007 版）。

【实验结果】

（一）Beagle 犬尿中柚皮苷和柚皮素排泄

柚皮苷、柚皮素和总柚皮苷排泄总量见表 4 - 51 ～ 表 4 - 53，累积量和排泄速率见图 4 - 19 ~ 图 4 - 21。48 h 内，犬尿中柚皮苷的累计排泄量为 2.40 mg，占给药剂量的 1.93%，排泄速率于 6 h 达到最大，给药后 36 h 尿排泄量逐渐达到平台；柚皮素的累计排泄量为 3.45 mg，占给药剂量的 5.93%，排泄速率于 12 h 达到最大，给药后 36 h 尿排泄量逐渐达到平台。总柚皮苷的累积排泄量为 9.76 mg，占给药剂量的 7.87%。

表 4 -51　各时间段尿样品柚皮苷的总量　　　　单位：ng

时间/h	M1	M2	M3	F1	F2	F3	平均
0~6	2773680.00	472700.00	1537042.00	1514150.00	1989900.00	720228.00	1501283.33
6~12	92919.00	744906.00	871425.00	1804857.50	1295740.00	465024.00	879145.25
12~24	24081.00	14828.80	12061.50	599.25	0.00	2333.70	8984.04
24~36	34660.08	0.00	3069.60	0.00	8466.16	1468.64	7944.08
36~48	0.00	0.00	0.00	0.00	0.00	0.00	0.00
累积量	2925340.08	1232434.80	2423598.10	3319606.75	3294106.16	1189054.34	2397356.71

表 4 -52　各时间段尿样品柚皮素的总量　　　　单位：ng

时间/h	M1	M2	M3	F1	F2	F3	平均
0~6	15628.80	365437.50	1584937.00	7574.76	663650.00	340152.00	496230.01
6~12	731907.50	4506932.00	2104852.50	1161137.50	2038980.00	1140672.00	1947413.58
12~24	1173184.00	2314688.00	672150.00	264900.00	493328.00	740520.00	943128.33
24~36	77374.44	33252.00	149330.40	9086.82	29517.10	84030.32	63765.18
36~48	0.00	0.00	0.00	0.00	0.00	0.00	0.00
累积量	1998094.74	7220309.50	4511269.90	1442699.08	3225475.10	2305374.32	3450537.11

表 4 -53　各时间段尿样品总柚皮苷的总量　　　　单位：ng

时间/h	M1	M2	M3	F1	F2	F3	平均
0~6	2807006.40	1251937.50	4916669.75	1530302.00	3405029.00	1445548.20	2559415.48
6~12	1653595.83	10355224.54	5359689.00	4280799.75	5643541.85	2897326.08	5031696.18
12~24	2525710.50	4950534.40	1445314.50	565456.50	1051944.00	1581375.60	2020055.92
24~36	199648.80	70904.00	321492.00	19376.07	71407.52	180650.94	143913.22
36~48	0.00	0.00	0.00	0.00	0.00	0.00	0.00
累积量	7185961.53	16628600.44	12043165.25	6395934.32	10171922.37	6104900.82	9755080.79

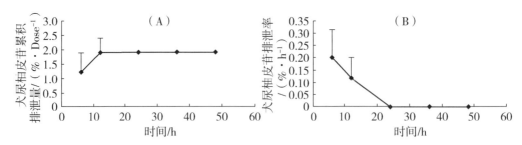

图 4 - 19 Beagle 犬给药后柚皮苷从尿液中排出的平均累积排泄量（A）和排泄速率（B）

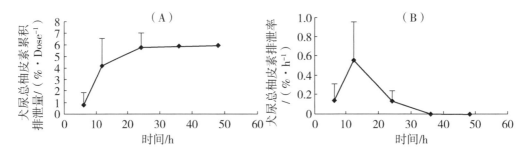

图 4 - 20 Beagle 犬给药后柚皮素从尿液中排出的平均累积排泄量（A）和排泄速率（B）

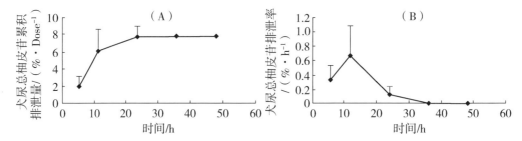

图 4 - 21 Beagle 犬给药后总柚皮苷从尿液中排出的平均累积排泄量（A）和排泄速率（B）

（二）Beagle 犬粪中柚皮苷和柚皮素排泄

柚皮苷、柚皮素和总柚皮苷排泄总量见表 4 - 54 ～ 表 4 - 56，累积量和排泄速率见图 4 - 22 ～ 图 4 - 24。48 h 内，Beagle 犬粪中柚皮苷的累计排泄量为 6.85 mg，占给药剂量的 5.52%，排泄速率于 24 h 达到最大，给药后 36 h 粪排泄量逐渐达到平台；柚皮素的累计排泄量为 5.90 mg，占给药剂量的 10.15%，排泄速率于 24 h 达到最大，给药后 36 h 粪排泄量逐渐达到平台。总柚皮苷的累积排泄量为 19.43 mg，占给药量的 15.67%。

表 4 -54　各时间段粪样品柚皮苷总量　　　单位：ng

时间/h	M1	M2	M3	F1	F2	F3	平均
0～6	0.00	0.00	0.00	6629450.57	0.00	0.00	1104908.43
6～12	0.00	43095.03	0.00	0.00	0.00	1851287.62	315730.44
12～24	14923429.06	1558625.94	2504928.45	3831055.20	5668756.45	3844940.58	5388622.61
24～36	44231.29	85201.92	6062.44	0.00	0.00	26564.94	27010.10
36～48	40749.07	0.00	0.00	0.00	0.00	15378.96	9354.67
累积量	15008409.42	1686922.89	2510990.89	10460505.77	5668756.45	5738172.10	6845626.25

表 4 -55　各时间段粪样品柚皮素总量　　　单位：ng

时间/h	M1	M2	M3	F1	F2	F3	平均
0～6	0.00	0.00	0.00	1784718.27	5220.84	0.00	298323.18
6～12	0.00	14703.61	0.00	0.00	1445.15	1944839.26	326831.34
12～24	2983695.98	7432026.39	8081627.35	1501340.40	8612684.08	2961675.18	5262174.89
24～36	15158.59	8041.44	19132.76	0.00	0.00	15110.97	9573.96
36～48	12182.78	0.00	7762.09	0.00	0.00	7936.28	4646.86
累积量	3011037.35	7454771.44	8108522.19	3286058.67	8619350.07	4929561.69	5901550.24

表 4 -56　各时间段粪样品总柚皮苷总量　　　单位：ng

时间/h	M1	M2	M3	F1	F2	F3	平均
0～6	0.00	0.00	0.00	10435083.77	11132.57	0.00	1741036.06
6～12	0.00	74448.13	0.00	0.00	3081.60	5998347.63	1012646.23
12～24	21285688.24	17406248.19	19737717.36	7032421.20	24033939.56	10160229.81	16609374.06
24～36	76554.13	102348.96	46859.73	0.00	0.00	58786.33	47424.86
36～48	66727.79	0.00	16551.86	0.00	0.00	32301.76	19263.57
累积量	21428970.16	17583045.27	19801128.96	17467504.97	24048153.73	16249665.53	19429744.77

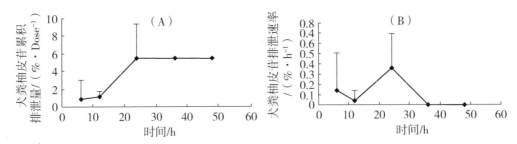

图 4-22　Beagle 犬给药后柚皮苷从粪便中排出的平均累积排泄量（A）和排泄速率（B）

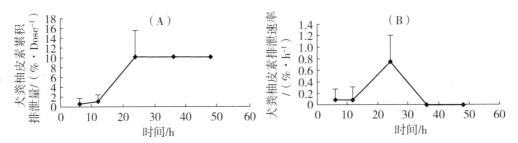

图 4-23　Beagle 犬给药后柚皮素从粪便中排出的平均累积排泄量（A）和排泄速率（B）

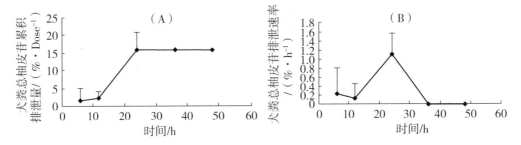

图 4-24　Beagle 犬给药后总柚皮苷从粪便中排出的平均累积排泄量（A）和排泄速率（B）

第四节　总　　结

研究采用快速液相色谱－串联三重四级杆质谱（HPLC－MS/MS）建立了同时测定 SD 大鼠和 Beagle 犬尿、粪样品中柚皮苷、柚皮素浓度的方法，并进行了方法学验证。结果显示：样品中杂质峰不干扰样品的测定，柚皮苷、柚皮素的线性关系良好，日内和日间精密度、稳定性试验中高、中、低 3 个浓度水平的 *RSD* 均小于

15%或20%，完全符合生物样品测定方法的要求。

SD 大鼠给予柚皮苷后，在其尿、粪中检测到柚皮苷以原型、苷元、原型和苷元的葡糖糖醛酸结合物、原型和苷元的硫酸酯结合物等多种形式存在。柚皮苷以柚皮苷和柚皮素从尿液中累积排泄量分别为 0.86 μg 和 35.34 μg，为给药剂量的 0.01%和 0.90%；从粪便中排出累积排泄量分别为 156.31 μg 和 112.31 μg，为给药剂量的 1.86%和 2.85%，合计累计量为 5.62%。

Beagle 犬给药后，以柚皮苷和柚皮素从尿液中排出的累积量分别为 2.40 mg 和 3.45 mg，为给药剂量的 1.93%和 5.93%；从粪便中排出累积量分别为 6.85 mg 和 5.90 mg，为给药剂量的 5.52%和 10.15%；合计排泄累积量为 23.53%，而在大鼠中的累积排泄量仅为 5.62%，结果显示出明显的种属差异。关于柚皮苷在 Beagle 犬中其他代谢产物的排泄量将在下一步研究中继续进行。

参考文献

刘建平. 生物药剂学与药物动力学 ［M］. 北京：人民卫生出版社，2011.